知ってはいけない

医者の正体

平松 類

SB新書
486

はじめに

医者が真実を隠すのは、患者からの期待を裏切りたくないから

「どんな医者だったら信じていいんでしょうか？」
「どこの病院だったら、助かるんでしょうか？」

「医者や病院との付き合い方」について、保健所や役所関連の公的機関、企業・団体などで、私はこれまで何度も講演をしてきました。するとよく聞かれるのが、先の質問だったのです。

医者も病院も、疑ったりチェックしたりなんて、本当だったらしたくない。むしろ、信じたい……。けれども皆さん、信じていいかわからないのです。

私は東京の病院に勤務する医者ですが、ほぼ毎日のように東京以外からも全国から患者さんが相談に来ます。今かかりつけの医者に、不信感がある人が多いのです。悲しいことです。

医者と患者さんの信頼関係は、治療効果に大きくかかわることがわかっています。1）この

ままではどんなに医学的に正しい診療をしても、治療効果が著しく下がってしまいます。

講演の中で例えば、「患者の見た目や素振《そぶ》りで、治療法や薬を変える」「明らかに医療ミスだと患者さんが思うことも、医者は『ミスじゃなくて合併症だ』と言い切る」という事実をお話しすると、「もっと早く聞きたかった」という声も聞きます。

残念ながら、**医者は多くの事実を隠しています。下手にすべてを話せば信頼を失う可能性があると思っているからです。**患者さんからされている期待に、どうしても応えないといけないと、医者はプレッシャーを感じています。

完璧を求められている。何も間違わず、ミスをしない。患者さんのために24時間仕事をして結果を出し、お金も求めない。そうあってほしいし、少なくとも他の職業よりはそういう人間が多いと信じてくれているからです。

ほとんどの医者がその期待に応えようと必死になっていますが、現実は〝絶対に成功〟ではありません。そのため、現実にあるミスや都合の悪いことを公表できず、ミスが露呈《ろてい》した際には大騒ぎとなり、これが不信感を助長しています。

最近やっと「忙しいんだから、ミスもするだろう」と、「医者だって一人の人間だ」という理解が少しずつ増えています。それでも事実の公表に踏み切るのは、医療機関では難しい。

そのため医療機関はどうしても、信じてくれる患者さんには全力ですが、ごちゃごちゃと質問してくるうるさい患者には多くを語らない、となりがちです。

医療業界への不信感で盛り上がってくると、しまいには「病院になんて行くな」や「この治療が病気をひどくする」といった記事が週刊誌などで組まれ、世間を騒がせます。寂しい現実です。

大学病院から町医者まで、全国を渡り歩いた医者が暴露します

そこで、現実をお話しできればと思うのです。

私はこれまで医者という職業で、大学病院を経て、総合病院や町医者など様々な規模の病院に勤務しました。勤務地は東京以外にも、青森、山形、福島、茨城、栃木、埼玉、神奈川、長野、鹿児島など、全国各地を巡っています。多くの場面で、医者としてのいろんな問題を目撃したり、教えてもらったりしました。「職員が全員、同じ日に辞職届を出した」というマンガのような話も聞きました。

私の祖父が開業医だったこともあり、**子どもの頃から開業医の現場を生で見てきました。**また、私は幸いにもこれまで、医者の先輩にかわいがってもらえました。そのため、個人名は絶対に出せないような裏事情まで教えていただきました。

ではなぜ私がこういう話をするかというと、目立ちたいからではありません。私はNHKや各民放のテレビ番組、ラジオ番組や新聞などに多く出ています。医者の暴露本でもある本書を発売することで、出演できなくなるかもしれません。

それでも本書を出すのは、儲けたいからではないです。本書の印税（ギャラ）はすべて、本書や、本書に書かれたことを広めるために使います。

むしろ、他の医者に煙たがられて仕事がしにくくなることもあるでしょう。後ろ指をさされることもあるかもしれません。他の医者は現実を言わず私だけが言うと、私だけが悪い医者のように見える可能性はあります。すると、患者さんも減るかもしれません。しかし、それでも伝えるべきだと思っています。

私が特に尊敬する医者は2名います。日野原重明先生と真智哲夫先生です。

日野原先生は105歳で亡くなられる時まで医者として活躍され、多くの功績を残された有名な方です。嬉しいことに、日野原先生と何度も直接お話しする機会がありました。私の著書に推薦をいただいたこともあります。そんな中、大切な一言をもらいました。

ちょうど私もテレビに出始めたり、本を書いたりして多くの人に医療について伝えることが増えてきた時期です。やりがいはあったものの、同時に同業者から非難されることがある時でした。批判は真摯《しんし》に受け止めるべきですが、やっぱり人に非難されるのは心が折れます。

人前に出ず、診療だけするほうがはるかにラクです。たとえ正しい治療をしていても、治療の経過が悪ければ、「テレビに出たり、余計なことをしているからだ」と思われてしまうこともありました。そう言われるのが悔しくて、人の倍ほど勉強をして、診察をして、手術をしたりしていました。

残った時間は本を書き、メディアに出ることに充てているため、家族との時間が減りました。運動もあまりできませんから、休日はよく風邪をひくし（幸い、診療の時は大丈夫）、ストレスでお腹が弱くなり、休日は下痢《げり》になることも多いです。そんな生活ですから、「大変で本当に大丈夫？　体を大切にしたら？」と、よく妻から心配されます。

しかも個人的に、「本やメディア出演による収入は、診療を生業《なりわい》とする医者として稼いだお金ではないから、生活費に充てるのは違うな」と思っているので、家庭には入れていません。医療をもっと勉強するために、本や論文をそろえるための資金に主に充てています。

家族を守るためにも自分のためにも、診療だけに集中したほうがいいのでは？　そう思っていた頃、日野原先生の講演が終わった後に控室で二人きりになり、直接お話しする機会がありました。その時に日野原先生は「私の後にも、講演活動は続けてください」とおっしゃっていたのです。

尊敬する日野原先生からのこの言葉は、心に響きました。特に日野原先生が私のその状況を知っていたのかはわかりませんが、この一言がなければ自己保身に走っていたかもしれません。

真智哲夫は、ご存知ないでしょう。私の祖父なのですが。早くに亡くなりましたが、365日24時間、患者さんから電話がかかってくることがある、そんな地方診療所の眼科医でした。いつも患者さんのことを考えていて、一挙手一投足《いっきょしゅいっとうそく》に気を配っていました。外出先での行動も、患者さんにどう見られるのかを考えていました。医者としてだけでなく、人としても憧れていました。その後ろ姿を見て、私も眼科医になったのです（ちなみに私の父は、医療とは全く関係のない仕事をしています)。

そんな祖父の影響もあり、病院によくいらっしゃる高齢者が大好きになりました。医者となった今、私は患者さんといろんな話をします。病気や診療のことだけでなく、家族の愚痴《ぐち》から他の医者の愚痴、ペットの話から最近食べた美味しい料理の話など。だからこそ、患者さんの悩みや本音を聞いてどうにかできないのかなと感じるのです。

そしてこの二人の姿を見て思ったのは、「社会の役に立ち、何か後世に残せないか」ということでした。だからこそ、本書を書いています。

親は「患者さんや社会も大切だが、自分や家族のほうが大切。あんまり余計なことは書かないほうがいいのでは？　目立つような真似はしないほうがいい」と言います。心配してくれているのに、すいません。

医者の正体を知れば医者への不信感は減り、よい診療も受けられる

本書では、「なぜ医者が事実を隠そうとするのか」「患者の気づかないところで、何をしているのか」をすべてお伝えします。タイトルにある通り、まさに「知ってはいけない」と思うほ

どショッキングなことも書かれているかもしれません。

ただし、単なる暴露本にはしません。事実をお伝えした上で、なぜ医者や病院がこんなことをしてしまうのかを丁寧に解説します。すると、患者さんのほうも、「そういう事情なら仕方がない」や「怠けていたり患者を見下しているんじゃなくて、真剣に病気やけがを治そうとする結果、やむを得ずしてしまう行動なんだ」と思うこともあり、今まで以上に医者への不信感は払拭されることも増えるはずです。

本書の内容が正しく伝われば、患者さんと医者の溝はもっと埋まると信じています。

とはいえ、医療業界を患者さんのために完全によくするのは難しいという厳しい事実も突き付けてしまうのが、本書です。

これまでの医療の現実をお伝えする本は「医者の怠慢・悪意・陰謀論」という形が大半でした。そうとらえるとわかりやすいですし、「医者にかからなければいい」「〇〇の医者にかかれば最適の医療を受けられる」という簡単な答えが見つかります。

でも現実は甘くはありません。怠慢ではなく、**真面目な医者が一生懸命に治療をしてもミスは起こります。悪意ではなくよかれと思って医者がとった行動が、時に患者さんを不幸にして**

しまいます。さらには、医者同士が対立することもあります。

でも**真実を知れば、少なくとも現状よりはよい医療を受けられ、悪い医療を避けることができます。**それをフォローするために、医者や病院の正体を暴いた上で、「患者・患者の家族がしがちな間違い」「患者・患者の家族がしたい行動」をまとめました。実用性も極めて高い本に仕上げています。

医者が読んでくだされば「溝がなぜできて、どういう形が存在する」のかを事前に知ることができるので、今まで以上に患者さんと齟齬《そご》のないやりとりができるようになります。

各話では、患者さんが一度は医者に本音で聞いてみたい質問から入る形式としました。「同じ病気なのに医者によって薬が違うのはなぜか？」「病院図鑑で評価が高いと、いい病院なのか？」など。それに答えていきながら医者や病院の正体を暴き、患者さんがとるべき行動まで提言しました。

本書を通じて、一人でも多くの患者さん、そして、医者をはじめ医療にかかわる人たちが、幸せになることを願ってやみません。

ではまずは、「患者の見た目や地位で、医者は行動を変えるのか？」（P30～）から見ていきましょう。

2019年　平松　類

目次

はじめに　2

医者が真実を隠すのは、患者からの期待を裏切りたくないから　2
大学病院から町医者まで、全国を渡り歩いた医者が暴露します　4
医者の正体を知れば医者への不信感は減り、よい診療も受けられる　8

第1章　診察

医者に一度は聞いてみたいこと【その1】

患者の見た目や地位で、医者は行動を変えるのか？　30
「患者を身だしなみで判断するの？」

「『院長の知り合い』と言うと、優遇されるの?」

「医者の友人である場合も、優遇されるの?」

「政治家、タレントなど有名人も特別待遇になるの?」
✓身なりが乱れた患者に、医者は質問をあまりしない 31
✓患者の見た目や話し方で、治療法が変わってしまうこともある 34
✓「院長の知り合い」であっても口にしてはならない 37

医者に一度は聞いてみたいこと【その2】

「様子を見ましょう」って、治すのが医者の仕事じゃないのか？

「大丈夫じゃないのに、なぜ医者は『大丈夫』だと言うのか？」

「ろくに診察しないで、原因をストレスで片付けようとしていない？」

「『とりあえず治療しましょう』って、荒っぽくない？」

「『バランスのよい食事』って、いったい何なの？」 42

- 「問題ない」と医者が言うのは、科学的に証明されたこと以外言えないから 43
- 患者が付添い人を連れていけば、医者はもっと丁寧に説明してくれる 45
- 「様子を見ましょう」「ストレスが原因」の本当の意味を、患者は知らない 47
- 医者の言う「大丈夫」は、「すべてにおいて問題がない」ではない 50
- その人にとっての「バランスのよい食事」は科学的には正確に解明できない 52

医者に一度は聞いてみたいこと【その3】
「心配ない」となかなか言わない医者は、ヤブ医者なのか？　57
「『ブラック・ジャックで赤ひげ』のような医者っていないの？」
「心配や悩みが多い医者って、信頼していいの？」
「悪い結果を言う医者って、医療訴訟を怖がっているだけなんじゃないの？」
「ブラック・ジャックで赤ひげ」が理想だけど、その数はごく少数　58
本当の名医はとても謙虚。「絶対に大丈夫」と言う医者ほど危険　60
「バンパイア効果」によって、医療業界のレベルを落とす医者たち　62

医者に一度は聞いてみたいこと【その4】

医者が一番じっくりと接してくれるのは、どの時間帯なのか？　67

「病院って、なんでこんなに待たされるの？」

「簡単な検査だけでほぼ1日がつぶれてしまうのはなぜ？」

「診察予定時間が遅れることが多い理由は？」

「患者を待たせたままでも、平気で昼食に出てしまっているんだけど……」

「後から来た人が先に呼ばれてしまうのはなぜ？」

「自分が待っていることが、忘れられていることってあるの？」

「『あとどれくらい待つ？』と聞いてもいいの？」

大学病院、一般病院、クリニックなど規模によって変わる　69
医者が最も余裕のある時間は、午後の診察開始1時間後　72
待ち時間を減らそうと工夫すると、患者から別のクレームが……　74
先に呼ばれる患者に共通すること　77

医者に一度は聞いてみたいこと【その5】

専門以外の診療は、一切受け付けたくないのか？

「専門が違うからというのはわかるけど、風邪とか軽い症状でも、どうして医者はついでに診るのを嫌がるの？」「入院中に他の診療科もついでに診てもらいたいのに、なんで病院は受け付けてくれないの？」『様子を見ましょう』って言われたんだけど、本当に大丈夫なの？　あと、いつまで様子を見るの？」「まだ完全に治りきっていない気がするのに、退院させるのはどうして？」 83

医療費を下げる制度が、複数の診療科に同時にかかるのを抑制している 84

簡単な診療ほど医者はついでに受けてくれない 86

「目が見えにくい」ではなく、「眼科にかかりたい」と言うのが正解 88

病院がすぐに退院させたがるので、他の診療科に行く機会がない 89

医者に一度は聞いてみたいこと【その6】

まともに患者と話すつもりがないのが本音なのか？　95
「症状が変わらないって言っているのに、なんで同じ治療や薬を続けるの？　人の話、聞いてます？」

「医者のほうは説明に問題がないと思うのは、どうして？」

「全然治らないのに、『いい』ってどういうこと？」

「専門用語、知ってるわけないのに、平気で使うのが不思議……」
✓コミュニケーションに問題なしと思うのは、医者が7割に対し、患者は2割にとどまる　96
✓実力がない医者ほど専門用語を使いたがる　99
✓よく聞く言葉も、要注意。「治療」の正しい意味、知ってますか？　101
✓「正常値」「標準治療」「最新治療」も患者が予想しない意味で使われている　103
✓治療ミスなのに、なぜ医者は「合併症」だと言い逃れようとするのか　104
✓意味不明な用語のオンパレードに加え、説明の順番もわかりにくい　107

第2章　薬・治療

医者に一度は聞いてみたいこと【その7】
医療ミスをしやすいのは、どんな医者か？ 114
「テレビによく出る医者は、腕がいいの？」
「『名医』と呼ばれる医者って、何がすごいの？」
「セカンドオピニオンが聞きたい場合は、どうするとスムーズに進められるの？」
「医者の言うことを録音してもいいの？」
「ヤブ医者はどうすればわかるの？」

✓患者の見えないところで起きている医療ミス「インシデント」とは？ 115
✓医療過誤が多い医者は存在し、同じミスも繰り返す 118
✓「注意をする」は医療事故を減らす解決策にはならない 120
✓ミスをしたら罰するとかえってミスが増える 122

医者の声をメモとして使うのなら◎　証拠を残すために使うのなら× 125
今の医者に嫌われずにセカンドオピニオンを聞きに行く方法 129
名医も値段は同じで、どの医者からもつないでもらえる 132

同じ症状でも、医者によって薬がどうして違うのか？

140

医者に一度は聞いてみたいこと【その8】

「なんで医者は患者に相談しないで薬を勝手に決めてしまうの？」

「高い薬ばかり勧めてくるような気がするんだけど……」

「薬で不調になったのに、『心配ない』って、どういうこと？」

「ジェネリックは元の薬と違うの？」

「ジェネリックって、効き目はどうなの？」

「薬の値段って、どうやって決まるの？　すごく高いのもあるから」

「医者って、市販薬を嫌っている気がするんだけど」

医者が高い薬を好むのは、製薬会社から賄賂《わいろ》をもらっているからではない 141
患者に薬を勝手に減らされるのを、医者が嫌がるのには理由がある 144
ジェネリックは元の薬とかなり違うことも多い 147
薬の値段の決め方には大きく二つの方法がある 151
自分用として薬を使うかどうかは、医者によってだいぶ違う 153

第3章　健康診断

医者に一度は聞いてみたいこと【その9】

健康診断。

医者が受ける検査と、受けない検査は何か？　160
「医者は健康診断を、どれくらいの頻度で受けるの？」

「年齢ごとに受けたほうがいい検査ってあるの？」

「健康診断の結果を受けて、医者は食事や運動にはどのくらい気を付けているの？」

「検査項目がたくさんありすぎるけど、『受ける・受けない』を簡単に割り振る方法ってないの？」

「検査によっては発生し得るデメリットを教えて！」

「医者は自分が、あるいは家族が、ガンなど重い病気にかかったら、どうするの？」
✓バリウム検査を受ける医者は少ない　161
✓放射線や痛みなどダメージを受ける検査は控えたほうがいい　163

医者は、自分や家族がガンになったらどうするのか？ 167

第4章 病院

医者に一度は聞いてみたいこと【その10】
病院図鑑で評価が高いと、いい病院なのか？ 176
「病院図鑑や病院比較サイトは信じていいの？」
「医者が患者として病院に行く時は、何を重要視する？」
患者を拘束し、車イスをよく使う病院が評価される!? 177
病院での転倒よりも、帰宅後に歩けなくなるほうが危険 180
病院の評価よりも医者の評価に注目しよう 181

医者に一度は聞いてみたいこと【その11】

地域によって医者や病院のレベルって変わるのか？

「地方のほうが医療は遅れているの？」

「都会のほうが、ある一定人数の住民に対する医者の数は多いのか？」

「地方だと医者ってなかなか集まらないの？」

「二世・三世の医者って、全国のどこでも腕は悪いの？」 186

✓自分の住む都道府県によっては、隣の県の病院も選択肢に入れるべき 187

✓地方の悪い点は、医療が遅れていること。よい点は、たらい回しにされないこと 190

✓年収3000万円を条件にしても、地方には医者が来てくれない理由 196

✓地方にいる二世・三世の医者には優秀な人が多い 201

医者に一度は聞いてみたいこと【その12】

病院にはサービスの概念が一切存在しないのか？

「入院で7泊したのに、なんで8日分の料金が請求されるの？」

「勝手に個室にされたのに、追加料金を払うのが納得できないんだけど……」

「病院食って、なんでこんなに不味《まず》いの？」

「お見舞いって、時間に指定があったりで面倒で困る」

206

入院で個室しか空いていなかった場合、追加料金は払わなくてOK　207
病院食は不味くならざるを得ない事情がある　210
金銭的に得する制度はあるも、病院には聞かないと教えてくれない　214
病院の悪しき習慣は、病院や職員にも被害を及ぼしている　216
「死期が近づくと個室へ移動」は、単なる都市伝説　218

第5章　入院・手術

医者に一度は聞いてみたいこと【その13】

手術が長い。退院が延期。何か悪いことがあったのか？ 226
「麻酔が切れたら、どうするの？　怖いんだけど」

「名医はやっぱり、トラブルには遭遇しないの？」

「予定外のことが起きると、結果は悪くなるの？」

「医者に不安をぶつけたいんだけど、やっていい？」

「外科医は手術したがるの？」

「『神の手』はどうすると見つけられるの？」
✓どんな名医でも手術が長引くことは往々にしてある 227
✓退院の延期や麻酔が切れるなど、不安は医者に簡単にぶつけないほうがいい 229
✓外科医は手術をしたがる、は本当。でも手術件数と給料は別の話 231
✓「神の手」探しは本やネットの情報を参考程度に、主治医に相談する 232

医者に一度は聞いてみたいこと【その14】
最期を迎える際に、治療法と場所は選べるのか？ 238
「患者が治療で辛そうにしていても、どうして医者は治療を続けるのか？」

「尊厳死はできるの？　尊厳死をする際に気を付けておくべきことは？」

「日本では安楽死はできないの？」

「緩和ケアって、何？」

「痛み止めのモルヒネって、麻薬でしょ？　依存症になったりしたら怖いけど、大丈夫なの？」
✓医者と患者では、病気を治す目的が違う 239
✓医者に何も言わないと、尊厳死をさせてくれない 241
✓緩和ケアは絶対にすべき。痛み止めの依存症にならないし 243
おわりに 248
参考文献 251

第1章 診察

医者に一度は聞いてみたいこと【その1】

患者の見た目や地位で、医者は行動を変えるのか？

「患者を身だしなみで判断するの？」

「『院長の知り合い』と言うと、優遇されるの？」

「医者の友人である場合も、優遇されるの？」

「政治家、タレントなど有名人も特別待遇になるの？」


Aさんは病院に診察に来ました。中待合があって部屋は分かれているものの、前の患者さんの話が聞こえます。自分と同じ高血圧の患者さんのようです。「最近頭が痛くて」と患者さんが言うと「そうですか。大丈夫ですから。薬を出しておきますからね」との返答。なんか冷たい感じです。

自分も頭が痛くて今日相談しようと思っていたのに、どうしよう。前の患者さんが出てきました。よれよれのTシャツに切れているズボンを穿いています。もうちょっときれいにすればいいのになんて思いながら、自分の番で呼ばれました。

Ａさんはいつも高血圧でお薬をもらっています。血圧は良好ですが、心配なことを聞いてみました。「そういえば、最近頭が痛い気がして」と相談すると「血圧は高くないから、血圧のせいではないと思いますよ」と医者は答えました。

血圧のせいではないと聞いて一安心。でも、頭に何かあったら嫌だなとふと考えると「もし頭痛が続くようでしたら、一度頭の検査をしましょうか」と丁寧に答えてくれます。

確かに自分は身なりはきちんとして病院に来るし、化粧は欠かしていません。いい先生だと思ったけれどもこの先生、人を見た目で判断しているのかな？と心配になりました。

身なりが乱れた患者に、医者は質問をあまりしない

医者は患者さんを分け隔てなく見てくれることになっています。けれども現実には、そうではないと感じるでしょう。「身なりで判断するなんてひどい……」そう思うかもしれません。一方で医者は、「自分はそんなことしていない」と思っています。

それは本当だろうか？　あくまで建前で、見た目で判断しないと言っているだけではないか？ということで、１５０人の患者さんが医者と対話している様子を研究したものを紹介します。

その研究で、「身だしなみが悪い、だらしない患者さん」と「きれいにしている患者さん」で医者の対応がどう違うかというのを調査しました。[1] 結果は、とても残念なものでした。

身なりのきちんとしていない患者さんには、医者は質問の機会を与えないということが判明したのです。つまり「医者の私の言う通りにして、おとなしく治療を受けていればいいんだ」という態度をとるのです。身なりがきちんとしていないことで、この人に任せたり、この人の話を聞いたりしてはいけないと、医者の判断でやろうと考えてしまった結果です。

また仮に、身なりの乱れた患者さんに質問する時も「何か困ったことはありますか？」というような質問はしません。「困ったことは？」と医者がたずねると、的外れな返答をすることがあるからです。違う話に変わってしまうこともあります。本当は血圧について話したいのに、患者さんが急に足のイボの話をしてきたりするのです。

そんな事情もあって、身なりのきちんとしていない人に対して医者は、「自分の意図することを言ってくれないだろう」と判断して話を遮ります。質問は警察が取り調べでするような感じで「はい・いいえ」で答えられたり、「数字」で答えられたりといった単純な質問だけです。

図1　「患者の見た目」と「医者の振る舞い」の関係

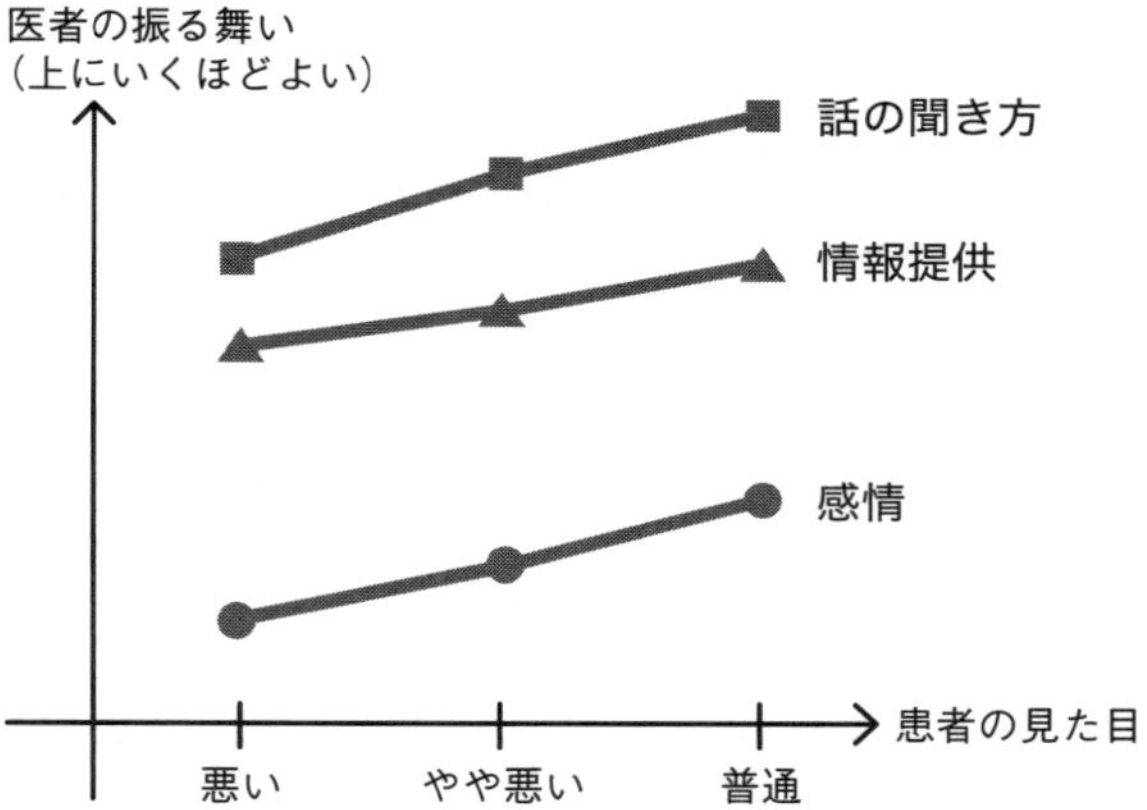

Hooper EM et al: Medical Care 1982より改変

「何日前から痛いですか？」「手も痛みますか？」というように質問します。このように、**紋切り型の質問になっています。**

医者としては「そんなことはない。私は分け隔てなく診療をしている」と主張するかもしれません。でも実際は、無意識に対応が変わっているのです。「私の質問にだけ答えて、余計なことは話さないように」と思ってしまうものなのです。

話し方の問題だけなら、患者さんは腹立たしくなるだけで済みそうです。でも治療や検査が違ってくると、話は別。

では治療や検査はどうなのでしょうか？　さすがに治療や検査は病気で決まるから身なりでは

変わってこないだろう。そう思いたいところです。

しかし、そうでもありません。111人の医者を対象にした研究[2]によれば、**病気と関係ない患者さんの属性によって検査などが変わるということが示されています。**

病気と関係ない患者さんの属性には様々なものがあります。例えば「身なりが汚れている場合、皮膚の感染などがあるかもしれない。だからその検査をする」となります。ただ、これは医学的に正しい判断で、納得できます。

患者の見た目や話し方で、治療法が変わってしまうこともある

ではどうすればいいかというと、シンプルですが、身なりをきちんとするということが第一です。とはいっても、すごくきれいな服を着る、必ずお風呂に入ってから病院に行くということではなく、**ごく普通の格好であれば問題ありません。**「病院という病人が行く場所なんだから、汚くてよれよれのほうが辛そうに見られて、優しく診療してもらえる」と思う人が実際にいますが、それはやめておきましょう。

なお、**きれいにしすぎても、むしろ変になります。**ある救急の医師が言っていましたが、

「夜中急に痛みが出て、辛くて死にそうだというのに、ばっちり化粧がしてあってブランドバッグを持ってきている人は注意して診察しなさい」だそうです。「緊急事態なのに、こんなに着飾るなんておかしい。本当に痛むのか？　全く別の、言いづらい事情があるのではないか？」と疑ったほうがいいということです。

病院に来るのに背中が大きく空いたドレスを着ていたら、「何なの？　この人」と思います。**トレーナーにジーンズなどカジュアルな格好でも、常識的な範囲で清潔感があれば十分**なのです。

実はもっと困ったことに、**患者さんの身なりや話し方次第では、「効く薬をあえて出さない」ということさえあります。**それこそ、差別以外の何ものでもありません。

よくあるケースとしては糖尿病です。糖尿病というのは血管の中にある血糖というのが増えてしまう病気です。これが増えると血管にダメージを与えて、心筋梗塞《こうそく》や脳梗塞、目の出血、腎臓《じんぞう》の機能の悪化を招きます。足を切断しなければいけないことになる場合もある怖い病気です。血糖を下げるのは、運動・食事が基本です。それでもダメな場合は飲み薬を使い、さらに悪くなった場合はインスリンという注射を打つこともあります。

ただしインスリンの注射は、患者さんが自分で打つものであり、注射の量を間違えてしまうと意識を失ってしまうことがあります。ですから医者としては「こっちのほうが医学的には正しいが、この患者さんはだらしないし注射を適当に打ってしまうだろう」と判断して、弱い治療で我慢することがあります。

仮に**身だしなみを整えにくいのであれば、薬をきっちり使い続けることです。**言われた薬を言われた通り飲んでくれれば、「この患者さんは、薬の管理はきちんとできていそう。だったら、もっとよく効く薬を出しても大丈夫かな」と医者は考えます。

もしこのように見た目で判断してしまって患者さんが悲しそうにしている時、医療従事者はどうすればいいのでしょうか。

かなり極端に、見た目で判断してしまう医者が実際にいました。でもその時に、**看護師が間に入っていわば付き添いのような立場になって話を進めると、医者は普通の患者さんと同等以上にしっかりと話してくれるようになりました。**患者さんの横で看護師が「何か心配はありますか?」と聞いて「実は最近胸の調子が悪くて」というように、患者さんが話しやすいかたちで質問をして患者さんの不安を解消しました。いわば周りの人がクッションになり、「多少難しい話でも、横から説明して助けてくれる」と患者さんは思うようです。

「院長の知り合い」であっても口にしてはならない

患者さんの身だしなみだけではなく、**社会的地位**はどうでしょうか？

「院長の知り合いだ」と言うと優遇してくれると思っている人が、たくさんいるようです。これ、完全にデマです。そもそも優遇するといっても、せいぜい待ち時間を早くするぐらいで、**治療を優遇することはありません。**なぜなら、どの人に対しても、医者ができる最大限の医療を行っているはずなので、それ以上が存在しないからです。

むしろ、「院長の知り合いだ」だなんて言うほうが、逆効果になります。

第一に、院長が大好きな職員ばかりではないという現実。職員同士でランチをとっている時に、「院長ってすごいよね」と言っている病院は結構少ないです。むしろ愚痴が多い。

第二に「知り合いなら我慢してくれるよね」ととる職員も多いこと。例えば私も、**患者さんの中に友人がいた場合は、他の患者さんを優先させたくなります。**一般の患者さんを待たせるのは申し訳ないけれども、友人を待たせる分には「ごめんね、他にも患者さんが多いからちょっと待ってて」と言いやすいからです。

第三に、「院長の知り合いだ」と声高に言うのは、暗に「俺を優遇しろ」と言っているように職員は感じます。院長のご機嫌取りをするようなごく一部の志の低い職員は優遇してくれますが、一方で志の高い職員は職位で判断するのが嫌いです。それなのに「院長の知り合いだから優遇しろって、どういうこと？　納得できない」と思います。

ただ**自分が医療関係者の場合は、相手に言ったほうがいい**です。そうすると、医者も説明がラクになります。「この用語は知っていますよね？」となって、説明が省けるからです。

市議会議員や国会議員など政治家の場合も優遇されませんし、あえて優遇しないように医者は気を付けてあげています。変に優遇してしまうと「あの議員は優遇されている」と、悪い評判を得ることになってしまうからです。

テレビに出ているタレントさんなど有名人の場合は、場所によって扱いが違うと思います。

私も元々は「タレントだろうが一人の患者さん。順番を優遇するなんていけないことだ」と思って、実際に待ってもらっていました。でも、有名人の患者さんとお会いしていくうちに、待ち時間にサインを求められたり握手を求められたりすることがあります。病院で待っていることが、変にSNSで拡散されてしまう可能性もありますし、実際に起きています。

このように、有名人には一般の人にない苦労があることを知りました。そこで私は、あまり目立たない場所で待ってもらったり、場合によっては早めに診たりすることがあります。でもそれは、決して特別扱いしているのではありません。普通にしていると、病院がうまく回らなくなり、結果として全員が困ってしまうからです。とはいえ有名人の方々は「一般の方と同じように待ちますから」と言ってくれることが多いです。

医者・医療業界の正体【その1】

↓身だしなみが乱れた患者には、質問をさせない。質問は最小限

↓患者の見た目によって、治療法や薬を変えることもある

↓医者の友人、政治家はむしろ、優遇しないことが多い
↓タレントなど有名人は、特別扱いすることがある

■患者・患者の家族がしがちな間違い
・身だしなみは診療には関係しないと思う
・オシャレをすると医者へのウケがよくなると思って、着飾っていく
・「院長の知り合い」だと言うと、優遇されると勘違いする

■患者・患者の家族がしたい行動
・清潔感のある服装にする
・何を着ていくかは関係ないが、診療のしやすい（脱いだり動いたりがしやすい）普通の服装を選ぶ
・薬は医者に言われた通りに使い続ける。医者から信用してもらうために

■医療従事者の望ましい行動

- 医者からの難しい話でも、患者に伝わるように横で解説する
- 患者が言いたそうなことを、質問して導き出す
- 医療関係者が患者として病院に行く場合は、そのことを医者に伝える

医者に一度は聞いてみたいこと【その2】

「様子を見ましょう」って、治すのが医者の仕事じゃないのか？

「大丈夫じゃないのに、なぜ医者は『大丈夫』だと言うのか？」

「ろくに診察しないで、原因をストレスで片付けようとしていない？」

「『とりあえず治療しましょう』って、荒っぽくない？」

「『バランスのよい食事』って、いったい何なの？」


Bさんは70代の女性です。高齢になり、最近歩くのが辛くなってきました。しばらく歩くだけで足に非常に負担がかかり、座り込んでしまいます。

そこで、整形外科にかかりました。大きな異常はないが加齢による変化があるということで、様子を見ることに。それでも、日を追うごとに調子が悪くなります。これまでは少し離れた所にあるスーパーまで歩いて買い物に行っていたのですが、それも難しくなって近くのコンビニエンストアで済ますようになりました。しまいには、コンビニに行くにもタクシーを手配しなければいけないほどになります。そこで医者に相談しました。
Bさん「調子がどんどん悪くなっているのですが」
医者「大丈夫ですよ。異常はないです」
Bさん「でも歩くのも難しくて、買い物にも行けなくなってきて、このままだと自宅でも安心して過ごせるのか不安で……」
医者「大丈夫だから心配しないでください」
　医者にそう言われるも、調子が悪くなるBさん。いよいよタクシーを降りてからコンビニで買い物をするのさえも、どんどん辛くなりました。

「問題ない」と医者が言うのは、科学的に証明されたこと以外言えないから

　医者に聞いてみると、「患者さんの意見を聞いて、きちんと治療をしている」と言います。

１８４人の医者に聞いた調査では、１３０人の医者が[1]患者さんとの意思疎通が重要だと答えています。

　けれども、実際はどうでしょうか。あまり話を聞いてくれる気はしない。説明はわかりにく

い。そして何より、自分（患者さん）の体のことなのに自分に決定権がない感じがします。患者さんは素人だから知識がないのはわかりますが、医者はもうちょっと丁寧でもいいのではないでしょうか。

患者さんがそう感じるのは、先ほどの調査で、**実際に治療方法を決める上で患者さんの意向が最優先になったと答えた医者が、たった29％だった**ことからも納得できそうです。

患者さんの訴えを最後まで聞けた医者は28％で、平均すると、**23・1秒しか患者さんの話を聞かないというデータもあります。**[2] それ以上は、医者が我慢できなくなるのです。医者の話したいことと、患者さんの聞きたいことも大きくずれています。**医者が「これが患者さんのための治療だ」と思っていても、患者さんが「自分のためにならない」と感じていることが多いのです。**会話の中で時間がないため医者が7割話し、患者さんの話が聞けていません。[3]

ただし、少なくとも74％の医者は「患者の話なんか聞かなくていい」ではなく、「話を聞きたい」と思っています。しかし、**システム上難しいのです。日本では医者の責任は大きく、医者がやることが多すぎるから**です。

患者さんの話を前もって誰かがしっかり聞いて要点を抑えておいてくれると、話はスムーズになります。しかし、看護師さんも他の仕事で忙しい。とはいっても事務員が聞くとなると、医学的知識が少なくて何を聞いていいかもわからない。その結果、問診は軽くしかできません。

説明は医者以外でもできることがありますが、**現実には医者が行うことになっています。なぜならば、説明が不十分だと罰されるから**です。「説明義務違反」となってしまいます。

一方で、どこまでが十分な説明なのかというと、明確な定義は存在しません。しかも、説明したけれど患者さんが理解していない場合も、説明義務違反になる。そのため医者は、**通り一遍の説明をするようになりました。**「毎日頭が痛いのですが、何が原因ですか？」と患者さんから聞かれても、「もしかしたらこういうメカニズムかな？」と思っても**科学的に証明されたこと以外は言いにくいので、「気にしないで」「問題ない」と、医者は言ってしまうのです。**

患者が付添い人を連れていけば、医者はもっと丁寧に説明してくれる

治療方針を決める時も、医者と患者の関係はドライになってしまいました。医者は、患者さんの人となりをあまり知りません。関係が親密であれば、例えば「この病気なら手術したほう

がいい状態になりそうだけれども、山本さんの場合は家庭環境を考えると、あんまりしないほうがいいよな」という話ができます。病気だけでなく、人を見て判断できるのです。

昔はこういうことも多かったのですが、現在は「これはエビデンスに基づいた治療ではなく、科学的ではない」と批判されるようになりました。結果として、**患者が誰かというのはあまり考慮せず「この病気のこの状態なら手術をしたほうがいい」と、機械的に判断を下すことになった**のです。

医者が勝手に治療方針を決めたがることが特に顕著になるのは、高齢者が相手の場合です。患者さんが高齢者ですと、医者としては悪く言えば「説明しても、どうせわからないだろう」と思い、よく言えば「守ってあげなければ」という思いが生まれます。結果として、患者さんの意見をしっかり聞くというよりは、医者の考え方に従ってもらうことを最優先します。

とはいっても、患者さんはいつでも医者の言いなりになればいいわけではありません。そこで**患者側としてできることといえば、付添いの人を連れていくこと**です。

１２９４人の患者さんと医者との会話を調べた研究では、付添い人がいると32％が普段より医者からしっかり説明を受けられることがわかっています。[4] しかし現実では、16％しか付き添いを連れてきている人がいません。

このように医者は患者さんとちゃんと話さなきゃと思っていても、実際は違う行動をとっています。そのために医者は患者さんをあしらうように、「様子を見ましょう」「ストレスが原因」「とりあえず治療しましょう」「大丈夫」なんて言葉を使います。これらの言葉は「無難」だからです。

「様子を見ましょう」「ストレスが原因」の本当の意味を、患者は知らない

「様子を見ましょう」とはどういうことでしょうか。そもそも患者さんは、治療してもらおうと来たのに、様子を見ましょうとはおかしな話です。

「様子を見ましょう」をより詳しく言うと「もう少し待っていれば治るかもしれないし、症状が気のせいだったことに気づくかもしれないし、もっと正確に診断できるかもしれない。だから、今あせって治療をしてしまうと、むしろ悪化する可能性もあるから、今は積極的に治療をしないで、もう少し待ちましょう」となります。そこまで言われれば患者さんも納得するかもしれないのに、**医者も時間がないために「様子を見ましょう」という一言で済ませていたのです。**

友人の子どもが皮膚科の先生にかかりました。毎日痒《かゆ》そうで辛そう。まずは弱い治療で様子を見ましょうと言われて、しばらくしてその後は炎症を止める軟膏《なんこう》を使って治療をし、治ったというのです。「早く治療をしてくれればよかったのに、とんでもないヤブ医者だ」と電話してきました。でも話を聞くとたぶん皮膚科の先生は「感染症かアレルギー性のものか迷っていた。アレルギーが最も疑われるけど、ステロイドの軟膏などを使って感染症だった場合はひどいことになるから、弱い治療で様子を見て確定してから治療をしよう」と考えたようです。つまり「様子を見ず治療をすれば8割方よくなるが、2割はひどい感染症に悩まされる」という状態です。害を及ぼさないのを最優先としているのです。

「ストレス」は、医者にとって便利な言葉です。「ストレス」というと精神的なものばかりと思われがちですが、**「ストレス」は刺激に対する反応全般を指します。**精神的なものだけでなく、殴られたとかぶつけたという物理的なものも、ストレスに含まれます。「ストレスが原因ですね」をより正確に表現すると「何らかの刺激に対する反応ですね」となります。ですから、どんな病気にも怪我にも当てはまる単語になります。

なぜ、**医者が「ストレス」という言葉を好んで使うのかというと、世の中には原因不明で起**

きる症状というのがほとんどであるからです。現在の医学でわかっていることは、その中のごくごく一部にすぎません。

例えば「頭が何となくボーッとする」というような場合、ほとんどが病気ではありませんが、もちろん何らかの刺激という原因があって起きていることは確実です。原因が何もなくて起きるわけはありませんから。とはいっても、医者が正直に「原因不明でわかりません」と答えてしまっては、患者さんは不安になります。そこでとりあえず患者さんを安心させるために、「ストレスが原因ですね」と言うことがあるのです。

ただ、実際に精神的な問題や環境の変化が関係している可能性が高いという意味で、「ストレス」という言葉を使うこともあります。

「とりあえず治療しましょう」というのは、どういうことでしょうか。一般的には、病気が決まらなければ治療法も決まらないと思われています。原因があってそれを明確にしてから、治療をして結果として治る、と。

でも実際はそうとも限らないのです。**原因は不明だけれども治療を開始するということは、医学の世界ではよくあることです。「結果としてよくなれば、いいだろう」という考え方なの**

です。

例えば、体内で見つかった病原菌やレントゲンでわかる体の様子から決めるのではなく、症状に対しての治療というのもあります。「原因は詳しくわからないけど、吐き気がするということだから、とりあえず吐き気を抑える薬を使おう」といった具合に、です。

さらには、治療しながら病気を調べていくということを医者はすることがあります。例えば、病気の原因が感染症なのか、アレルギー反応なのか判断がつかないことがあります。そこでまずは、原因が感染症だとして治療をしてみて、それでも改善されなければアレルギーが原因だとして治療をする、ということです。診断を確定させるための治療ということで、「診断的治療」と呼ばれます。

医者の言う「大丈夫」は、「すべてにおいて問題がない」ではない

「大丈夫です」も、医者がよく使う言葉です。しかし、**「すべてにおいて問題がない」ではなく、「自分が調べた範囲の検査・自分の診療科においては異常が認められない」と言っているだけ**です。ですから、整形外科で「大丈夫です」や「問題ありません」と言われても、内科では「異常あり」となることだってあり得るのです。

整形外科で問題ないと言われて歩けなくなった人も実は内科的な問題で歩けない、ということがあります。例えば、閉塞性動脈硬化症《へいそくせいどうみゃくこうかしょう》という足の血管が詰まる病気があります。冒頭のエピソードで登場したＢさんも、この病気でした。このエピソードには実は続きがありました。整形外科では原因が特定できなかったのですが、その後、内科での治療を受けて閉塞性動脈硬化症だとわかり、治療をすることに。やがて、一人でスーパーへ買い物に行けるようになるまでに回復したのです。

ですからどんどん悪くなっていて心配な時、**ぜひ医者にしたい質問としては「他に考えられる病気はありませんか？」「受けたほうがいい検査はないですか？」**です。実際にこのように質問をすることで、Ｂさんは血管の病気を発見して治療することができたのです。

残念ながら世の中の医者は、そこまでいろいろと考えてくれる人ばかりではないので、患者さんが質問したほうがいいのです。

それから、「すごく痛いんですけれども」と言っているのに「大丈夫です」と答える医者がいます。例えば「目の奥が痛いんですけど」と言っているのに、医者は「大丈夫です。異常ありません」と答えます。「痛いと言っているのに、こいつは何を言ってるんだ？」と思うかもしれません。「信じていないのか？」と不安に思うかもしれません。

医者としては「異常がない」というのは、「医学的に自分の把握できる範囲で調べた結果、大きな異常が見つからない」と言っているだけです。ですからこの場合は「一般的な大きな病気や、原因とされる病気は調べた」と考えていいです。一方で、あまり一般的でない病気などは調べていない、となります。

ですから**どうしても辛い場合は、さらに調べて他の医者に意見を聞くと治療法が見つかることもあります。**とはいっても、「本当に誰が調べても特に異常が出ない」ということもあります。それは、「症状がない」と言っているのではありません。現代医学では明確な原因がわからないということです。もっと医学が進歩した将来になら、原因が見つかることもあります。

その人にとっての「バランスのよい食事」は科学的には正確に解明できない

「バランスのよい食事」という言葉も、病院ではよく聞かれると思います。これがさも健康の基本であるかのように言われていますが、科学的には難しい表現です。

バランスの悪い食事ならわかりますが、その人が食べている食事が本当にバランスがいいかと言われると、何とも言えないからです。ある人は日本食がバランスがいいと言い、ある人は地中海食がバランスがいいと言う。また、仮に「バランスがいい食事とはこれです」となっても、本当にバランスが完璧にとれた食事をとり続けられる人間は栄養士でもなかなかいないのではないでしょうか。

さらに、科学的にも解明するのが難しい。複数の人間をランダムに二つのグループに分けて、「バランスのよい食事をするグループ」と「バランスの悪い食事をするグループ」に分けて、健康にどう差が出るのかを調べないと解明できないからです。それも1年くらいではダメで、最低でも10年は観察しないといけません。現実的には、この調査は不可能に近いのです。そこまで人を管理することは倫理的にもできませんし、言われたもの以外のものもついつい食べてしまうからです。そのため、アンケートや食事を調べるという回りくどい方法でしか研究ができていません。

ですから医者が「バランスがいい食事」と言っている時は「『○○だけダイエット』みたい

に一つの食材ではなく、いろいろと食べてください。極端に偏ってなければいいよ」という意味で使っています。

医者・医療業界の正体【その2】

↓患者の意向を最優先にして、治療方法を決めている医者は、29%だけ

↓患者さんの訴えを最後まで聞けた医者は28%で、平均すると、23・1秒しか患者の話を聞かない

↓特に高齢者が患者の場合、医者は一方的に治療方針を決める

↓医者は本当は患者の話を聞きたい。でも、やることが多すぎるからその時間が取れない

↓診察時間短縮と科学的に証明されたこと以外は言えないことから、「問題ない」「気にしなくていい」と医者は言いがち
↓患者の個人的なことよりも、体の状態を客観的に判断して治療法を決める
↓「様子を見ましょう」は「積極的な治療は保留しましょう」という意味で使っている
↓「ストレス」は精神的なものだけでなく、物理的なものも指す
↓原因が不明の場合も「ストレス」を原因としてよく使う
↓「とりあえず治療しましょう」は、治療しながら原因を突き止めるのも目的である

↓医者の言う「大丈夫」は「すべてにおいて大丈夫」ではない。「その医者が調べられる範囲や、その診療科では異常が認められない」というだけ

↓本当にその人に合った「バランスのよい食事」は解明されていない

■患者・患者の家族がしがちな間違い

・「大丈夫」や「問題ない」と言われて、すべてにおいて問題ないと決めること

■患者・患者の家族がしたい行動

・医者から詳しい説明を受けたい場合は、付添い人を連れていく

・「大丈夫」と言われても不調であるのならば、「他に考えられる病気はないか」「受けたほうがいい検査はないか?」と質問する。違う診療科や医者をたずねることも考える

医者に一度は聞いてみたいこと【その３】

「心配ない」となかなか言わない医者は、ヤブ医者なのか？

「『ブラック・ジャックで赤ひげ』のような医者っていないの？」
「心配や悩みが多い医者って、信頼していいの？」
「悪い結果を言う医者って、医療訴訟を怖がっているだけなんじゃないの？」

Ｃさんは「下肢静脈瘤《かしじょうみゃくりゅう》」といって、足の血管にコブができる病気になっています。足のふくらはぎを見ると、血管がボコボコと浮き出ていて目立った状態です。歩くだけでも疲れるし見た目も気になるので、手術を受けることに決めました。

手術の説明を一通り受けましたが、何だか手術の悪いことばかり言われて心配です。自信がないから悪いことをたくさん挙げて言い訳をしているのかな？と心配になります。

Ｃさん「先生、手術は失敗しませんよね？」
医者「しっかり治療をしますから」

Cさん「何か悪いことが起こる心配はありませんよね？」
医者「もちろん。合併症になる可能性はありますが、そうなる確率は高くはないです」
しっかりと「大丈夫」と言ってもらえないので、不安です。

「ブラック・ジャックで赤ひげ」が理想だけど、その数はごく少数

現在求められている医師像（医者のあるべき姿）というのは「ブラック・ジャックで赤ひげ」といわれます。

ブラック・ジャックというのは、手塚治虫先生のマンガ『ブラック・ジャック』に出てくる主人公のことです。法外な値段を請求したりしますがその代わり、あらゆる病気に対しての造詣が深く、しっかりと治すことができます。

『赤ひげ』というのは、山本周五郎先生の小説を原作とした黒澤明監督の映画で、この映画に登場する新出去定という名前の医者が「赤ひげ」という通称で呼ばれています。赤ひげは正義感が強く人情深く、お金に対して清らかな医者です。

つまり、**「すべての体の部位に対して知識がある」「人並外れた神の手レベルで100％成功する技術を持っている」「あまり患者からお金を取らない」「24時間365日いつでも診てくれ**

る」「家族よりも患者さんを大切にする」を全部兼ね備えた医者となります。こういう医者は、ドラマやマンガ、かつての理想とされる医師像の中から出てきました。

ブラック・ジャックのようなタイプの医者は、『ドクターX』に出てくる米倉涼子さん演じる大門未知子もそうで、「私、失敗しないので」と言います。『医龍』の主人公も近いです。赤ひげの系列は、『Dr.コトー診療所』や『ブラックジャックによろしく』の主人公、近いものとしては救急疾患を扱う『コード・ブルー』の主人公も該当します。どちらも混ぜた医者が、『DOCTORS～最強の名医～』『ブラックペアン』の主人公です。

もちろん医者は、「ブラック・ジャックで赤ひげ」を目指して頑張っています。けれども現実的には、このような医者になれる医者はほとんどいません。

そのようなフリをして自信過剰になってしまい、「私はきちんと患者さんには説明しているし、治療も100％成功する」と言い張る医者もいますが、ちょっと怪しいです。もし100％成功する手術の方法があるのなら、それを秘密にせずみんなにシェアすべきです。そうすれば世界の医療はよくなりますから。

「私は失敗しない」「大丈夫だ」と患者さんを安心させるために言っているのならいいのです

が、自分で本気で失敗しないと思っている医者もいます。そういう医者は失敗すると「状況が悪かった」「患者のせいだ」と言います。

はたまた態度が悪いので、経過が芳しくないと患者さんが逃げます。ですから、残っている患者さんは経過がいい人しかいないこともあります。

本当の名医はとても謙虚。「絶対に大丈夫」と言う医者ほど危険

私も**名医と言われる医者**を見てきました。たいていそういう医者は、**医療に対して謙虚**です。「もっといい治療があったのではないのか？」「本当にこういう方法でよかったのか？」と、絶えず心配しながら悩みつつ治療をしています。だからこそ日々成長できるのです。完璧と思ったとたん、その人の成長は終わります。

でももし、それを正直に言われたらどうでしょうか？「あなたにしている治療が本当に正しいのか悩みながら、私は治療をしているんです」。実際にこんな言い方を正直にする医者も、私は知っています。

確かに治療は素晴らしいのですが、患者さんは心配そうな顔をしたり、「大丈夫ですか？」

と言ったりします。「先生がそんなに悩んでくれて嬉しい。それはよかった！」と思えればいいのですが、正直「大丈夫だから私に任せてほしい」と言ってほしいものです。

とはいえ、**現在では「一切心配いりません」という説明は正しくないとされています。**起こり得る危険なことを一通り説明しなければならず、これを**「インフォームドコンセント」**[1]と呼びます。しかも、ただ説明するだけではなく、患者さんも理解できるように話さなくてはいけないのです。だからこそ、**患者さんがちょっと不安になるぐらいの説明が理想的となる**のです。

医療訴訟が怖いから逃げのために言い訳しているんでしょ？と思うかもしれません。もちろんその部分は多少はあるでしょう。「治る」とだけしか言わない医者もいますから、危険性もきちんと説明している真面目な医者は「逃げているような気がする」「はっきり言ってくれない悪い医者だ」とも勘違いされます。

でも、正直医者としては誰もが「大丈夫だから任せておいて」と本当なら言いたいですし、そのつもりです。人の体にメスを入れる、人の体に強力な薬を入れるというのはそのくらいの気概がないと、正常な神経ではできませんから。

昔は「大丈夫」とだけ言って手術の危険を説明しないという態度が許されました。しかし現在は、すべてのことを患者さんに話すべきとされているので、許されない方法となりました。同じような理由で、「絶対治ります」とも言わないことになっています。そもそも「絶対」なんてことは、あり得ませんし。現在は患者さんに勘違いさせてはいけないので、絶対とか必ずということは言わないことになっています。ただ、私も患者さんの立場になると、そう言ってほしいという気持ちはとってもわかります。

「バンパイア効果」によって、医療業界のレベルを落とす医者たち

もし「絶対治る」と言う医者ばかりがはびこれば、言わない医者は腕が悪いと思われます。そう思われないためにどの医者も、真実ではなくても「絶対治る」「失敗しない」と言わざるを得ない状況になり、どの医者もウソをつくようになります。

こういった現象を「バンパイア効果」と呼びます。バンパイアとは吸血鬼の一種です。吸血鬼が他人の血を吸うと、血を吸われた人も感染して吸血鬼となってしまうことに由来します。

つまり**バンパイア効果とは、質を低下させて行動すると、他もそれに合わせざるを得なくなる現象を指します。**

他にも「バンパイア効果」の例としては、「患者さんにわからない範囲で無駄な医療をする」ということも挙げられます。実は、**無駄な医療をする医者は、たいてい結果が良好**です。なぜならば、もともと悪くないから治療をしても結果が悪くならない、むしろいいのです。そして、ある医者がいったんそういうことをしてしまうと、周りの医者も同じようなことをしないと信頼されなくなります。つまりヤブ医者のほうが、治療効果がいいように患者さんに見えてしまう。

ですからこれらのことは、**医者の中では紳士協定で行わないことになっています。**もしそういうことをする医者がいれば、医者の間でつまはじきにされます。「怪しい医者」と呼ばれ、医師会などで注意をされたりします。

そういう怪しい医者を、医師会の偉い人が注意したという話を聞きました。けれどもこういう医者はそんなのどこ吹く風で、「知らない。文句を言うな」と言って、その後も同じような診療を続けます。

医者同士で自浄作用を持て、と思うかもしれませんが、医療の「正しいのか、間違っているのか」というのは、グレーゾーンも多いのが現実。しかも**医師会は、間違った人をつまはじきにするということはできますが、何の強制力もないので根性が据わったヤブ医者には無力**です。

医者・医療業界の正体【その3】

↓患者から求められる理想の医師像は「ブラック・ジャックで赤ひげ」

↓「私は失敗しない」「大丈夫だ」と言う医者もいる。患者を気遣って言うのならいいが、本気で失敗しないと思っている医者は要注意

↓自信過剰な医者は、治療に失敗すると、「状況が悪かった」「患者のせいだ」として自分に責任を持たない

↓責任感のない医者からは、患者が逃げやすい

↓真の名医は謙虚。なぜなら、少しでもよい治療法を探し続け

ているから

↓「インフォームドコンセント」が推奨されているので、医者は
「一切心配がない」とは言ってはならない

↓患者が少し不安になるくらいの説明が理想的

↓「絶対治る」とよく言う医者、無駄な治療をする医者も要注意。
こういう医者がバンパイア効果によって、医療業界のレベル
を落としてしまう

↓無駄な治療ができてしまうのは、元々症状がそこまで悪くは
ないから

↓ヤブ医者を完全に追放するのは難しい。根性が据わった者も

いて、追放に強制力もないので

■患者・患者の家族がしがちな間違い

・「ブラック・ジャックで赤ひげ」を求めすぎる。見つからない限り診療を受けないとする
・心配や悩みの多い医者を信頼しない。医療訴訟を怖がる能なしと決めつける
・「一切心配ない」と言う医者をすぐに信じてしまう

■患者・患者の家族がしたい行動

・「ブラック・ジャックで赤ひげ」はめったにいない現実を受け入れて、診療を先延ばししすぎない
・心配や悩みの多い医者こそ、名医の可能性があると考える

医者に一度は聞いてみたいこと【その4】

医者が一番じっくりと接してくれるのは、どの時間帯なのか？

「病院って、なんでこんなに待たされるの？」

「簡単な検査だけでほぼ1日がつぶれてしまうのはなぜ？」

「診察予定時間が遅れることが多い理由は？」

「患者を待たせたままでも、平気で昼食に出てしまっているんだけど……」

「後から来た人が先に呼ばれてしまうのはなぜ？」

「自分が待っていることが、忘れられていることってあるの？」

「『あとどれくらい待つ？』と聞いてもいいの？」


今日は、総合病院に診察を受けに行きます。「大丈夫だとは思いますが、悪い病気だと困るので」。開業医にそう言われて、紹介状をもらったからです。もしかしたらガンとかなの？と思い不安な反面、「まあ、大丈夫だろう」とも思っています。

午前中しか受け付けがないということで、会社を休んで朝9時には病院に着きました。紹介状を出して問診票を書いて座ると、多くの患者さんが待っています。「すごく混んでいるんだな。ちょっと待つのかなあ」、そう思ってテレビを見ていますが、なかなか呼ばれません。

「初めてだから、自分のカルテをイチから作ったりして時間がかかっているのかな」とも推測したものの、それにしてはかなり待たされているようにも思えてきました。

受付に「1時間も待っているんですが」と言うと、「だいたい、2～3時間はお待ちいただいています」と、まさかの返答。もう紹介状も出しちゃったし変えるわけにもいかないので、テレビを見ながらひたすら待ちます。もういい加減、待っているのも飽きてきました。

すると、11半時になってやっと呼ばれます。診察を受けた後も検査が続きますが、どの検査でもいちいち何十分も待たされます。結局診察が全部終わったのは15時。そして「問題なし」ということです。

何もなかったのはよかったけど、にしても、ただこれだけのために1日を費やしたと思うと残念でなりません。

大学病院、一般病院、クリニックなど規模によって変わる

医者が何時に仕事をしていて、何時に帰っているのでしょうか？　それを知ることで、なぜこんなに待たされるのかや、何時ぐらいが医者が話をゆっくりしてくれるのかがわかります。そこでまずは、三つの医者の日常をご紹介します。大学病院、一般病院、クリニックのそれぞれで、一例ずつ挙げました。

大学病院にいる医者の特徴は、雑務が多く、拘束時間が長いこと。

朝は6〜7時ぐらいに病院に到着し、入院中の患者さんの診察をします。研修医はその前に、採血などの検査もやらされます。なぜならば、8時から患者さんの朝食が始まってしまうからです。食事が始まると、診察ができなくなります。

患者さんと同じタイミングで、医者も朝食をとります。ただ、食べながらカルテの整理や指示出しもします。指示出しとは、患者さんがその日に受ける検査などを決めたり、必要な薬を出したりする作業です。

8時半からは偉い先生（教授や准教授）が出勤して、診察をしたり指示を出したりすること

があります。偉い先生の診察に付き添って、治療方針が最終的に決まります。

9時からは外来です。とはいっても、この間に指示を細かく出さないと看護師さんは動いてくれません。ですから、指示を出している間に9時を過ぎます。**「9時から外来」となっていても、時間通りになかなか始まらない**のは、これが関係しています。

いよいよ外来が始まると、すでにカルテが山積みです。診察の介助に付いてくれる人も少ないため、自分で患者さんを呼ぶこともあります。診察はたいていスムーズに進まないのでどんどん押していき、**12時になっても予約が10時台の患者さんを診ていることも日常茶飯事。**

14～15時ぐらいになると少し落ち着いてきて、昼食をとったりします。このくらいの時間は、医者の診察待ちの患者さんは0人なのに、検査を待つ患者さんがたくさんいるという状態になることもよくあります。しかも、**11時受付と聞いているのに、14時になってもまだ検査を待っているという患者さんがいることも。**この時間帯に医者は昼食をとることが多いのですが、すると「待たせているのに、医者は昼ごはんに行っている」と思われてしまうのはよくあることです。

昼食後、検査を終えた患者さんが増えてきます。午後の診察時間が終わる寸前に来る患者さんがいると、「重い病気でなければいいな」と、どの医者も考えます。診察に時間がかかってしまうからです。

外来が何とか終わるのが、早ければ18時ぐらい。18時に終わったとしても、緊急や臨時の手術が待っていることが普通。手術は平均すれば20～21時頃には終わるのですが、手術が多い日は24時近くになります。その後1時間程度は、詰まれた書類を処理して夜食をとって家に帰ります。内科系であっても病棟の患者さんの診察や投薬指示などで時間がたっぷりかかります。

一般病院では、医者は病院にだいたい8時半ぐらいに来ます。入院中の患者さんのいる病棟で診察をして、9時から外来です。一般病院の場合は外来開始が遅れるとクレームが大きいので、**開始の遅れに厳しい所も多い**です。9時から怒涛《どとう》のように押し寄せる患者さんを診るため、**11時か12時が受付終了でも、実際は13～13時半に終わります。**午後は14時からなので、それまでに昼食をとります。ただ、人気医師やかなり混む病院ですと、午後の診察時間までずれ込むことがあり、昼食抜きとなることもあります。

14時からの午後の診察が始まると、またまた患者さんが殺到。ただし**15時ぐらいになると、少し落ち着きます。そして16時を過ぎるとまた患者さんが増えて、**最終診察時間となります。緊急の要件は、大学病院ほど多くはありません。そのため18時か19時には終わることが多いです。緊急が入った場合は20時～21時ということもあります。

クリニックの場合は病棟の患者さんがいないため、9時または10時開始で時間通りに始まります。外来は、午前中は混みます。とはいっても、重い病気の患者さんが少ないため診察時間は短くて済むので、**予定よりも30分以内の遅れで診察できることがほとんど。**食事をかねた昼休みは、そこそことれます。

午後は14時からで、開始直後は患者さんが多いですが、**15～16時は空いています。**閉まる寸前に患者さんが来ることもありますが、それでも30分以上遅くなることはめったにありません。

医者が最も余裕のある時間は、午後の診察開始1時間後

以上はあくまでモデルケースですが、よくあるパターンとなります。つまり、**医者の心に最も余裕がある時間帯は14～15時頃、午後の診察開始から1時間程度経った頃となります。この時間帯が、お勧めの受診時間**となるのです。話をいつもより丁寧に聞いてくれることも多いです。

どうして患者さんの混雑具合が先で挙げたようになるかというと、患者さんの立場にしてみると、長くかかる病院は午前中に済ませたいし、せめて午後一番には終わらせたいからです。

図2　医者の時間割

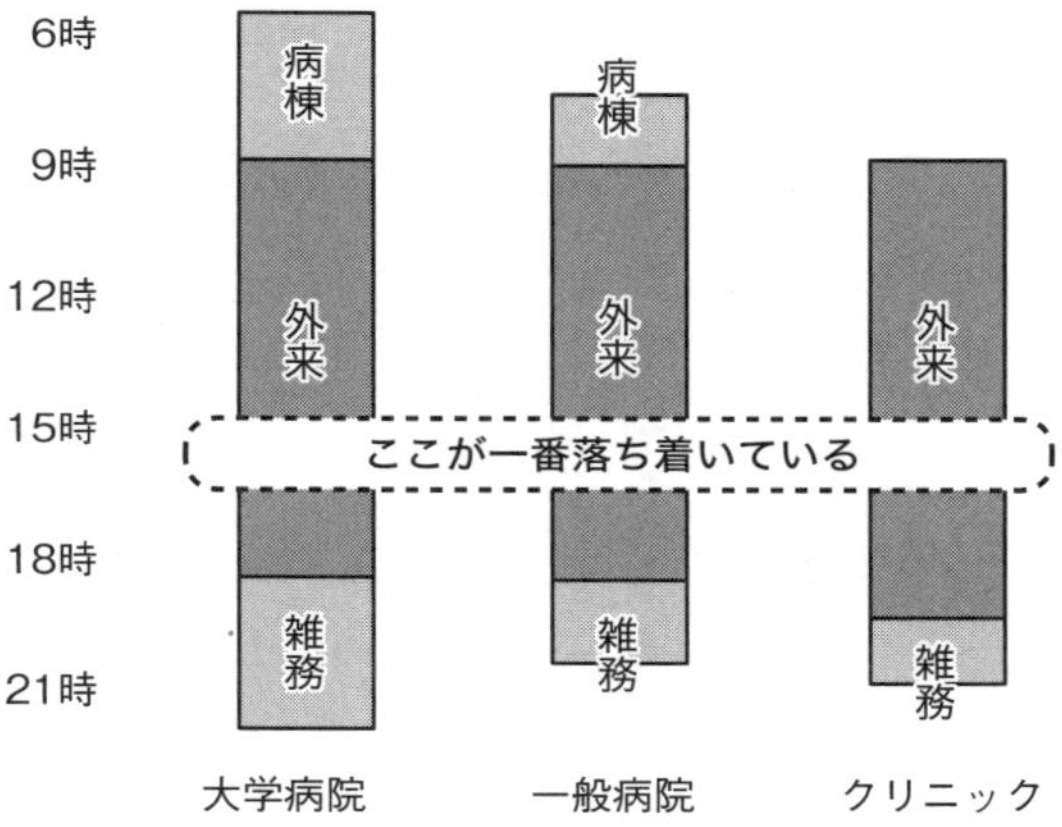

その次に多いのが、診療時間終了間際になって「明日になる前に」と思って受診する患者さん。ちなみに、終了間際はスタッフのモチベーションがかなり下がります。疲れていたり、お腹が空いてきたりしているからです。受付時間終了後に「診てくれませんか」という患者さんがやって来ると、「えーっ、もう帰れると思ったのに……」と、口には出しませんがそう思っています。

一般職員の過労死予備軍（平均、年間300日以上・週75時間以上の労働）は1・2%ですが、勤務医ですと14・5%にのぼるといわれています。[1] それだけ勤務医は、労働時間が長いのです。

待ち時間を減らそうと工夫すると、患者から別のクレームが……

ではなぜ、待ち時間が長くなるのか？

一番の原因は、医療業界が変化を嫌うこと。医療業界は、保守的な人ばかりがいる世界です。それは、治療という面では喜ばしいこととなります。「特殊で変な治療をして、患者さんに害を与える」ということがないからです。

でもそうすると、待ち時間については相変わらず改善されないままで、今後も続いてしまいます。医療業界が、待ち時間についてはそこまで積極的に手を打とうとしないのは、**待ち時間については解決されなくても致命傷にはならないと考えているから**です。待ち時間が長くなったところで、患者さんの体に害は与えません。

患者さんの期待に応えて待ち時間を減らそう！と思ったところでシステムを変えるのは大変です。「絶対大丈夫か？」「何かあったらどうするんだ？」「責任はとれるのか？」「もしそのせいで焦ってミスしたらどうする？」と言われかねないですから。

詰め寄られるんだったら、変えないでおこうと思うのが人情です。実際私が勤務したいくつもの病院では、待ち時間が長く問題となっている所がほとんどでした。その**解決策は「みんなで頑張ってたくさん診よう」という根性論**です。
たまに、朝早くから仕事をしたり残業をいとわなかったりする医者がいます。
はたまた、要領がよくて診察を素早くこなしていく医者がいます。すると、「朝から夜中まで診る医者が偉い。素早くこなす医者を見習えばいい」とされてしまいます。結果、他の医者から「根性が足りない」「やる気がないからだ」と言われてしまうこともあります。

実際に私は、いくつかの病院で待ち時間を短縮する方法を提案し、実行しました。平均待ち時間を30～60分減らすことができています。しかし、その過程では恐ろしいほどの抵抗にあい、苦労の連続でした。苦労したいくつかの理由があります。

一つは、病院の予約時間は「歯科医院や美容室などの予約とは違う」ということ。あくまで**「来院時間を分散させて、一人一人の待ち時間を減らす」目的しかありません。**以前は予約なしでしたので、病院を開ける前に朝早く（5時とか6時）から並んでいる人が大量にいました。そうならないためです。ですが予約を導入すると患者さんからは「予約なのに時間通りじゃない」とクレームになってしまいます。

なぜ**歯科医院のように予約時間を守らないかというと、一番には「断らないから」**です。病院の場合は「予約がいっぱいだから断ります」とすると、「緊急の病気を拒否して命をなくした」ということになりかねません。1週間以内に診なければいけない病気なのに、予約がいっぱいだから診ないとなると病状が悪化します。

ですから、初診や再診を際限なく入れてしまいます。例えば、1時間にその医者は10人しか診られないのに、20人の予約を入れているのです。すると医者からは「予約なんて制度にしても結局混雑する」と言われてしまいます。予約がいっぱいだと断るという病院もありますが、それがいいことなのか?という疑問もあります。

もう一つは、**余裕のある診療をしていたらつぶれる**こと。例えば、1時間に数人しか診なければそれは予約通りいくでしょうが、明らかに赤字です。とはいっても丁寧に患者さんを診察したいという気持ちもとってもわかる。よい塩梅の診療状況にしなければいけないので難しいのです。

他にもいろいろと工夫をしました。でも、実行に移すのに躊躇したことも多くありました。普通の企業では、何か起きてからそれに対処すればいいと思うかもしれません。しかし医療では、人の体を扱うために予測しない何かが起こり得ますし、対処がうまくいかず患者さんに身体的な不利益が残ってしまうのはすごく危険であることが関係しています。

先に呼ばれる患者に共通すること

では、外来で呼ばれる順番が前後するのはなぜでしょうか？　「病状により前後します」と書いてありますが、「どう見ても自分より調子よさそう」なのに先に呼ばれる人がいて腹が立つこともあります。それにはいくつか理由があります。

先に呼ばれる患者さんで特に多いのは、「ぱっと見異常はないが、実は重症な人」。例えば、普通に見えるけれども、実は脳に出血が溜まっていて、このままだと意識を失うから早々に手術が必要といった人です。

時間がかかる人も、先に呼ばれがちです。検査がいくつか必要で、先に診察をしてから検査をしたいという事情があります。

前回待たせすぎた患者さんも、早く呼ばれることが案外多くあります。例えば、「何時間も待たせて検査だけしたら、怒って帰ってしまった。なので次回の診察は、早い」ということです。**感染症の人も、早く呼ばれます。**そのまま待たせておくと、人に移してしまうからです。咳《せき》をしていなくても、感染症の人はいます。

とはいっても、「だから黙って待っていましょう」というのは、よくありません。心配なのは、「私は忘れられていないのか?」です。実は、**忘れられるのはあること**です。病院は医療のミスには神経質に考えますが（それでもミスはゼロではないですが）、予約・待ち時間やお金のミスに関してはあまり深刻に考えていないところが多いです。

そこで、周りの人がどんどん呼ばれているのに自分が呼ばれない時や、1時間以上も何の検査などもない時は、「それは仕方がないことだ」と思わず一言、「私、忘れられていませんよね?」と確認することは必要です。

ちなみに、**「あと、どれくらいかかります?」という質問は、たいてい「何とも言えない」と言われるか、適当な数字が返ってくるだけ**です。なぜならば、質問された側も全体像をほぼ把握していないから。それに「1時間で診察できる」と答えておきながら、実際は2時間になったら、職員側としては困ります。仮に、余裕を持たせて長めの時間を言ったとしても、「そんなに待つのか⁉」と怒られるのも嫌だという心情です。

ずっと待合室で待っているのが嫌な場合は、「1時間ぐらい外出していいですか？」「トイレに行ってきていいですか？」というように、具体的にお願いしたほうがいいです。すると職員は答えやすいですから。

医者・医療業界の正体【その4】

↓医者の勤務の時間割は、大学病院、一般病院、クリニックによって変わる

↓大学病院は、診察開始が遅れることが多い

↓大学病院の勤務は激務。朝6時に着いて、24時以降に手術をすることも

↓大学病院の勤務医は、患者が検査待ちである昼間しか昼食をとるチャンスがない

↓一般病院の診察開始は時間通りが多い

↓クリニックでの診察時間は、予定より30分以上遅れるは稀

↓午後の診察開始から1~2時間後が、医者が最も余裕がある

↓過労死予備軍は、一般職員が1・2%だが、勤務医は14・5%に及ぶ

↓待ち時間は長くても致命傷にならないので、病院側もなかなか減らそうと考えない

↓待ち時間を減らせても、診療の質が下がりそうだと患者から

思われてしまうため、なかなか実行できない
↓待ち時間を減らす唯一の策は、「とにかく職員全員で努力する」のみ
↓病院の予約時間は、患者一人当たりの診療時間をあまり考慮していない。患者の来院時間を分散させているだけ
↓美容室や歯科医院は、応対を断ることができるが、病院は断れないので、どうしても手いっぱいになってしまう
↓患者を膨大に受け入れないと、病院経営は簡単に赤字となる
↓先に呼ばれる患者は、ぱっと見は異常がなくても重症の人、前回待たせすぎた患者、感染症の患者

↓待たせていることが、病院側から忘れられる患者もいる

■患者・患者の家族がしがちな間違い

・待ち時間が長すぎたり、後から来た人がどんどん呼ばれていても、ずっと待つ

・「あと、どれくらい待つ?」と聞くこと。病院側から明確な答えがなかなか返ってこないから

■患者・患者の家族がしたい行動

・あまりにも待ったり、順番を後回しにされた場合は、病院の職員に確認をする

・待ち時間がもったいなくて待合室から出たい場合は、待合室からどれくらい離れるのかを職員に伝える

医者に一度は聞いてみたいこと【その5】

専門以外の診療は、一切受け付けたくないのか？

「専門が違うからというのはわかるけど、風邪とか軽い症状でも、どうして医者はついでに診るのを嫌がるの？」

「入院中に他の診療科もついでに診てもらいたいのに、なんで病院は受け付けてくれないの？」

『様子を見ましょう』って言われたんだけど、本当に大丈夫なの？　あと、いつまで様子を見るの？」

「まだ完全に治りきっていない気がするのに、退院させるのはどうして？」

Dさんは最近ちょっと、目が見えにくい様子。「白内障かな？　他の病気だと困るな」と思いました。

とはいっても来週に、膝《ひざ》の手術で整形外科に入院する予定です。手術からリハビリまでするので、入院期間も大体1か月と言われています。ならば中途半端に眼科にかかるよりは、入院中に眼科にしっかりとかかろう、とも考えました。

数日後、整形外科に入院し、手術を受けました。手術は不安でしたが無事に終わり、リハビリも始めるようになりました。目のほうは、入院前より大分見えにくくなっています。そこで主治医の整形外科の先生に「1か月前ぐらいから目が見えにくいんです」。そうお願いすると、「整形外科の入院中なので、退院したら眼科で診てもらってください」と整形外科の先生は言うのです。

せっかく入院でずっと病院にいるし、24時間びっしり予定が入っているわけじゃない。「今のうちに何とかなりませんか?」と再度お願いしましたが、「まあ、様子を見ましょう」と言われました。

その後退院して、やっと眼科にかかることができました。すると、もうすでに手遅れなぐらい目が悪くなっていると診断されたのです。「これから手術をするけれども、手術が仮に成功しても元のようには見えるようにならない」とも言われてしまいました。

医療費を下げる制度が、複数の診療科に同時にかかるのを抑制している

医者、特に大きな病院の医者は、自分の専門外のことを聞かれるのが好きではありません。

開業医であれば「本当は糖尿が専門だけど」などとも言っていられないので、肺炎も胃潰瘍《いかいよう》も診察します。でも大きな病院であれば、たいてい自分の専門だけ担当していれば済むので、いっそう自分の専門だけに特化しがちです。

こうなってしまう**原因としては、日本の医療費の制度「ＤＰＣ」が関係しています**（ＤＰＣについては、後で詳しく解説します）。ＤＰＣの説明の前に、医療費の仕組みから見ていきましょう。

日本の医療は通常は、結果に対してお金がかかるわけではなく、受けた医療行為に対してお金がかかります。よって、例えば「手術をし、その後手術の傷が開いて治療を受けた」となった場合、術後の傷口の縫合《ほうごう》に対して、追加で医療費がかかります。つまり、経過が悪い上にさらにお金がかかってしまうのです。

そうすると、「あまり手術がうまくなく、診療の腕がよくない病院」が収益を上げて発展し、「技術がうまく、さっと退院できる病院」は収益が下がり経営が苦しくなります。

そこで現在は、ＤＰＣという制度が大きな病院では取り扱われています。「包括医療費支払い制度」という言い方もします。

医療費を下げるために国が行っている制度ですが、1回の入院でかかる費用が定額になるという制度です（正確には、1日当たりの費用が定額で徐々に下がる）。ですから例えば、膝関節の入院が40万円で受けられるとなると、入院中にちょっと状態が悪くなって傷をもう1回縫ったり点滴をするとなっても、医療費が増えることはありません。医者や病院は最小限の医療で賄おうとするので、患者さんにとっても日本の医療にとってもよいと思われるのです。

簡単な診療ほど医者はついでに受けてくれない

一見いいことですが、実は問題点もあります。一つは、なるべく最小限の医療にしようと、とにかく安い薬、安い道具での医療で済ませようとすること。もう一つは、**入院中に他の診療科にかかるとその費用は全額無料になるので（手術などは別）、他の診療科にかからないようにする**ことです。

では、医者はそうしたいと思っているかというと、特に大きな病院に勤めている勤務医としては「病院の収益はさほど気にしない」人がほとんどです。ですが、病院からは「医療を少なく」と結構口うるさく言われます。

しかも大病院では、「難しい病気は好きだが、簡単な病気は興味がない」という医者もかなりいます。このことも、他の診療科についでにかかることにブレーキをかけています。

DPCには「複雑性係数」という数値もあるのですが、難しい病気での入院のほうが上がる数値で、この数値が高いほど病院の評価は高くなります。つまり、**難しくない病気であまり入院させると、病院の評価が落ちてしまう**のです。

例えば、次のようなことが起きてしまいます。胸の調子が悪くて心臓が疑われる。そこで心臓の専門（循環器）の先生に診てもらおうとすると「心臓の検査はしたのか？」と聞かれます。ただ、その患者さんが普段は眼科にかかっているとすると、眼科医は心臓の検査ができません。とはいえ、結果として心臓が全く関係ない病気だと「そのくらい、普段から（その患者が）かかっている眼科で診てもらえればいいのに」と循環器の医者が怒ってしまうのです。

とはいっても、私も眼科医の一人ですが、眼科医は全身的なことはあまり詳しくはわかりません。眼科医の私にはこういうことが実際に今まで何度かありましたが、仲よくしてくれる先生に何とかお願いして全身の病気を診てもらっていました。でも気難しい医者は、「自分で診ろ」と言います。**病院というのは結構縦割りの社会**です。しかも、違う診療科同士で仲が悪い場合もあり、そうなってくるとより連携ができなくなります。

「目が見えにくい」ではなく、「眼科にかかりたい」と言うのが正解

こういう事情があるので**大病院の医者は、他の診療科にかかりたいという希望を抑制することもあります。**一つのやり方としては、「大丈夫」「大したことないから」と言って、とりあえず退院まで様子を見てもらうという方法。その時に、「そうなんだ。先生が言うんだから間違いない」と素直に思ってしまうのはよくないことです。

どんなにできる医者でも自分の専門でない場合は「超緊急であるかどうか」程度しか判断できません。「今日明日、命にかかわる病気かどうか」は、どの診療科の医者でもわかります。けれども、「この病気が1~2週間様子を見てもいいのかどうか」というのは、専門でないと判断がつかないものです。ですから、**「様子を見ましょう」にいつでも従うのは危険**なのです。

そこで、例えば眼科に行きたいのであれば、「目が見えにくい」と言うのではなくて、「眼科にかかりたい」とはっきりと言わないとダメです。**診療科まで指定して言えば、医者のほうは断りにくくなり、他の診療科の受診をより認めてくれるようになります。**

「医者だったら、専門じゃない科でも、そこそこ診れるんじゃないの？　一応、診るだけ診て

くれないのかなあ」。その気持ちもわかります。確かに、『Dr.コトー診療所』『ドクターX』『赤ひげ』『ブラック・ジャック』など多くのドラマやマンガに出てくる医者は、頭のてっぺんからつま先まですべての病気を診られます。

しかし**現実社会では、すべてを診られるという医者はいません。**たまに「自分は全部診れる」と言う医者がいますが、そんなことはあり得ません。その人が専門としない診療科については、ヤブ医者になってしまう可能性が高いです。

最近の病院では、全体を診る医者として「総合内科」や「総合診療科」があります。どこにかかっていいかわからない時に、勧められます。とはいえ総合内科は、全体像を把握するだけですから、診療するにしても軽い症状だけにとどまり、重い病気はそれぞれの専門の科に任せます。

病院がすぐに退院させたがるので、他の診療科に行く機会がない

入院中に他の診療科に行きにくくする原因としては、「病院がさっさと退院させたがる」という事情もあります。入院が短くなれば、それだけ他の科についでに行くことが難しくなります。

退院を急がせる理由は主に二つ。一つは、入院開始からの日数によって入院費が変わるのですが、DPCによって、入院が長引くほど病院側が損をするように設計されていること。もう一つの理由は、病院の評価を落とさないこと。例えば、全国平均で3日で退院という治療があったとすると、5日だと長いと思われ、評価が落ちます。「在院日数が長いのは実力がないからだ」と思われてしまいます。

ですから、「まだ痛みが取れないから、入院を続けたい」とお願いをしても、「治療は十分にできているから、退院です」と、強硬的に退院を迫られることがあります。結局、完全に治りきっておらず再度入院になったり、退院後に痛みに苦しんだりということも起きます。

DPCと似たように定額制にしているのは海外でもあります。[1] 導入してどのようになったかというと、股関節の手術で平均入院期間が21・9日から12・9日と減少しました。理学療法の数も減ったため医療費は少なくなりました。一方で退院1年後にどうなっているかというと、自宅に戻れず介護施設にいる人が定額制でない場合は9%、定額制の場合は33%となりました。治りきらずに退院させられるケースが増えてしまいます。

なお、ＤＰＣには「カバー率係数」という数値があります。多くの診療科をカバーするほど上がる数値で、この数値が高いほど病院としての評価が上がります。そこで病院は、いかに多くの診療科を設けるかに走ることがあります。

すると、それぞれの診療科で医者が一人ずつしかいなかったり、一人の医者が複数の診療科を兼任することが増えたりするので、医療のレベルアップが遅くなってしまいます。

医者・医療業界の正体【その５】

↓医者は自分の専門以外の診療を嫌がる

↓専門が違っても、大病院の医者よりも開業医のほうが診てくれる

↓医療費は、結果ではなく、受けた医療行為に対してかかる

↓医療費は、日本独自の医療費制度「ＤＰＣ」でコントロールさ

れている

↓入院の日数が経過するほど、1日当たりの入院費は安くなる

↓医療費を安くする制度・DPCが、安い薬の処方、安い道具での医療を増やす

↓DPCが、他の診療科についでにかかるのにブレーキをかけている

↓診療科同士で仲が悪いと、いっそう他の診療科に回してくれなくなる

↓入院中についでに診てもらう症状は、軽い症状ほど積極的に診てくれない

↓専門が違う症状については、緊急を要するもの以外は、医者はわからない

↓頭のてっぺんからつま先まですべての病気を診られる医者はいない

↓「自分は体のどこでも診られる」という医者は怪しい。ヤブ医者である可能性が高い

↓総合内科は、全部を完全に診療してくれるわけではない

↓病院は患者を早く退院させたがる

↓病院の規模や医者の人数の割に診療科が多い病院は、医療のレベルが低い可能性がある

■患者・患者の家族がしがちな間違い

・医者が言う「様子を見ましょう」に、いつでも素直に従う。手遅れになることもある

■患者・患者の家族がしたい行動

・「様子を見ましょう」と言われても、本当にそれで大丈夫なのかを疑ってみる

・かかりたい診療科の名前を具体的に言う

医者に一度は聞いてみたいこと【その6】

まともに患者と話すつもりがないのが本音なのか？

「症状が変わらないって言っているのに、なんで同じ治療や薬を続けるの？　人の話、聞いてます？」
「医者のほうは説明に問題がないと思うのは、どうして？」
「全然治らないのに、『いい』ってどういうこと？」
「専門用語、知ってるわけないのに、平気で使うのが不思議……」

Eさんはお腹の調子が悪く、内科に通っています。はっきりとした病名は言われないのですが、薬を処方されました。薬はきちんと定期的に飲んでいます。それなのに症状が全く改善しません。今日で、診察に来てから3か月が経ちました。

医者「お体の具合はどうですか？」

Eさん「変わらないです」

医者「そうですか。じゃ、お薬出しときますね」
Eさん「でも、症状がなくならないんですよ」
と不満をぶつけると医者は嫌そうな顔をして言います。
医者「だから、前から言ってるじゃないですか。それでもいいほうなんですよ」
いいほうってどういうこと？　確かに最初に「なかなか治らないかも」とは言われたものの、なかなかどころかさっぱりよくならない。この医者はヤブ医者なのだろうか？　医者を変えたいけれども検査も結構したし、今さら他の医者に診てもらったからって、治療がうまくいくとも限らないし。とりあえず、もうちょっと薬を続けてみるしかないのかなあ……。

コミュニケーションに問題なしと思うのは、医者が7割に対し、患者は2割にとどまる

手術をする700人の医者を対象とした研究で、医者は75%が「自分は十分にコミュニケーションがとれていると思っている」[1]**と報告しています。**では患者さんは、本当にそう思っているか？というと、**患者さんは21%だけしか「十分にコミュニケーションがとれている」と感じていません。**

私が今まで見てきた医者も、自分は十分にできていると思っている人ばかりでした。では、うまくコミュニケーションがとれてない患者さんについてどう思うのかと聞くと、「文句を言う患者さんはわからず屋だ」と扱い、自分のせいではないと思っているのです。また、別の医者20人とその患者さん35人を対象とした研究でも[2]、ほとんどの医者が患者さんの考えを理解していないことがわかりました。不要な処方を受けた患者さんが5人、14人が望ましい情報が得られず安心できませんでした。

つまり医者はなぜか、「患者さんのことを十分に理解して説明している、心まで理解できている」と思っています。たとえ子どもと仲が悪く「お父さん嫌い」と言われている医者でも、夫婦仲が悪く「奥さんと喧嘩し離婚危機にある」医者でも、患者さんの心だけは把握できていると思っているのです。

長期間一緒に過ごしている家族の気持ちすらわからない医者がなぜ、わずかな時間しか接していない患者さんを理解できると思ってしまうのでしょうか？　それには、「レイクウォビゴン効果」というのが関係するようです。これは、9割の人が「自分は平均以上にできている」と思うことです。9割が平均以上にできているとは統計的におかしいのですが、実際そう思ってしまうのです。とりわけ実力がない人ほど、自分ができていると思う傾向があります。[3]

このように変に「自分はコミュニケーションは十分にできている」と思っているがために、医者の説明は極めてわかりにくいのです。

これは、ある病院で避難訓練をしていた時の話です。サイレンが鳴り、「緊急です。緊急です。火事が4階で発生しました！　車椅子、寝たきりの患者さんはその場に待機してください。どっぽの患者さんは、職員の指示に従って移動してください」と放送していました。さて、この放送の内容、ちゃんと理解できましたでしょうか？

「どっぽ」とは、漢字だと「独歩」と書くのですが、「一人で歩ける」という意味です。緊急時に「どっぽ」と音で聞いて、「独歩」であり「一人で歩ける」という意味だと理解できる患者さんが、果たしてどれだけいるのでしょうか？　私は注意したのですが、注意された側は「えっ、何が問題になっているの？」という反応でした。

医者というのは、小中学生から勉強をたくさんしてきて、偏差値は60を軽く超える人たちです。大学も、ほとんどの学部が4年間であるところ、最短でも6年間学ばないと卒業できません。勉強ばかりするのが当たり前の集団なのです。勉強をあまりしない人の知識や考えを理解できていません。

ですから、**患者さんがどの程度理解できるのか？ということも全く認識できません。**大卒が当たり前だと思っているせいか、一般の人との会話の中で「どこの大学出身ですか？」と平気で質問する医者もいます。

実力がない医者ほど専門用語を使いたがる

私も何度か、医者の前で患者さんへの説明の仕方という講演をさせていただいたことがあります。

そこでは、本当に説明がうまく向上心がある医者は、「そういう視点もあるのか」と言い、ほとんど知っている内容だったとしても「復習できた」とも言ってくれました。そういう医者は、自分でも説明の仕方の本を読んだり講演会に行ったりして勉強しています。

一方で説明がうまくない医者は、「私の説明の仕方のほうが正しい」や「そういう小手先の技術で説明するのは、患者さんに心がこもっていない」と言っていました。医学の勉強はしていますが、説明の仕方の本を読んだり講演に行ったりすることはないようです。

学会といわれる医者が学ぶ場では、ほぼ病気の話しかしません。説明の仕方などの話は皆無です。説明に一生懸命な人に対して、表面上は「そういうの大切だよね」と言いながら、裏では「あいつは実力がないから、説明とかそういうことを掲げるのだ。技術をもっと磨くことに時間をかければいいのに」とバカにする文化すらあります。

説明を重視しない医者の言うことが正しいのでしょうか？　実際は、そんなことはありません。**説明がわかりやすい医者のほうが、実力があるということがわかっています。実力・知識がない医者ほど専門用語を多用するということも、研究で示されています。**[4]

私も研修医の頃は、専門用語を多用していました。専門用語で説明すると安心です。何が安心かというと、患者さんは私の説明は理解できないかもしれません。理解できないかもしれませんが、間違って理解されることもありません。極めて高い知識レベルと勉強をしている人だけが、理解できる説明だからです。そして、他の医者から見て「間違ったことは言っていない」と言われるのも安心です。

一方でわかりやすく説明しようとすると、完全に正しくはない説明になってしまいます。その結果、患者さんに誤解されるのが不安でした。周りの医者にバカにされるのも不安でした。

あの頃の私は、**患者さんではなく他の医者を見て説明していたようなもの**です。
ですから、もし患者さんが医者の説明を理解できなくても、それは患者さんのせいではありません。医者がわかりにくく説明しているだけなのです。

よく聞く言葉も、要注意。「治療」の正しい意味、知ってますか？

一方、専門用語を言い換えると患者さんに勘違いを生むことがあります。どう勘違いするリスクがあるのか？を想定しつつ、どういう表現が適切かを探らないといけないので、より広い知識がないと難しくなります。

ただ、**この用語を理解できていれば、患者さんの医学に対する理解は大きく変わるという用語があります。「治療」「正常値」「標準治療」「最新治療」「合併症」「確率」**がそうです。患者さんが自分で知っておくのは理想ではありますが、本来は医療従事者からこういう用語を丁寧に説明すべきです。以下で大事なポイントを押さえてご説明します。

例えば、「治療」とは「病気をなくして健康な状態にすること」だと思ってないでしょうか？　実は、完全に正解とはいえないのです。

肺炎なら抗生物質を使って治療をすれば、すっかり治って何もなかったかのようになります。これが「治療」のイメージで一番多いものです。

けれども、高血圧の場合はどうでしょうか？「高血圧の治療をしましょう」と言って薬を出されました。患者さんは来月には、高血圧が治って薬がいらなくなるでしょうか？　そんなことはありません。ずっと薬を飲み続けなければいけません。

このように「治療」とは、「病気をなくして健康な状態にする」ということだけでなく、「数値が改善するだけで、何にも実感がない状態」や「病気自体は消えないが、症状だけが落ち着く状態」にするということも含んでいます。**「医療行為によって、完治に限らず、状態をよい方向に向かわせること」が「治療」の正しい意味となる**のです。

緑内障も例に挙げましょう。緑内障になって見えにくくなり、視力が0・1まで下がったとします。「緑内障の治療をしましょう」と言って治療をしますが、視力は上がりません。どんなに治療が成功しても0・1のままです。このまま放置すると失明する可能性が高い病気なので、失明しないように治療しているだけなのです。患者さんからすれば「治療しているのに、ちっともよくならない」と思います。一方で医者は「治療したおかげで、悪くならずに済んだ」と思っています。

だからこそ、すれ違いをよく起こす言葉として「お変わりありませんか？」があります。「症状がちっともよくならないよ」という不満の気持ちで「変わりません」と患者さんが言っている一方で、医者は満足げに「変わってないのか。それはよかった」と思って同じ治療を続けます。

「治療」が果たす目的として、患者さんは「症状がよくなる」と思っていて、医者は「症状を悪化させない」と思っており、お互いに目標が全く違っているのです。

「正常値」「標準治療」「最新治療」も患者が予想しない意味で使われている

「正常値」というのも、「本来あるべき好ましい数値」ではありません。採血して腎機能の値が「異常値」になったからといって治療の対象となる、というわけでもないのです。あくまで**平均的な人たちの数値**なだけです。だから、異常値が出た時点で即治療とはならず、治療しないこともあります。

「標準治療」というのは「最新治療ではなく、一般医が従来から行う治療」という意味ではありません。**現在標準的に安全が確認されている治療**ということです。

「最新治療」というのは、「新しくて優れた治療」ではありません。**「新しいだけで、まだいいか悪いか確定していない治療」という意味**です。

ですがテレビなどのメディアは、最新治療がいいものだというふうに取り扱います。最新治療が出ると、学会では最初に「この治療法は素晴らしい」という報告が1〜3年ぐらい飛び交います。この頃はニュースになります。

でも1〜3年後、「この治療法は、こんな問題が見つかった」という報告が出ることもあります。とはいっても、この頃はニュースになりません。ですから一般の人は**ニュースを見ていると、「最新治療はよさそうだ」という情報しか伝わっていない**のです。欠点が見つかった治療の多くは、医学の世界からはいつの間にか消えますが。

治療ミスなのに、なぜ医者は「合併症」だと言い逃れようとするのか

最も齟齬が生じる言葉が**「合併症」**かもしれません。**「ミス」と患者さんが思うことを、医者は「これは合併症です」と説明します。**このため、納得できるはずがありません。

例えば「縫合不全」、つまりはうまく縫えていないということです。腸の手術でこの縫合不

全が起きると、感染症が起きたり炎症が強くなったりすることがあり、ひどいと命にかかわることもあります。ですから、うまく縫えていないというのは、普通は「ミス・失敗」と思われがちですが、そうではなくて「合併症」と医者は言います。

「合併症」という言葉がややこしいのです。**「合併症」には二つ意味があります。**

一つは、元々患っている病気に、別の病気が併発すること。例えば糖尿病の合併症として糖尿病腎症があり、腎臓も悪くなって透析が必要になる場合もあります。「合併症」としては、こちらのほうが有名です。

もう一つの「合併症」は、「手術や治療・検査にともなって起きることがある病気・状態」です。あまりこちらは知られていません。そのため、ミスと思われる時に「合併症です」と言われると、医者が言い訳して逃げているようにしか感じません。

患者さんやご家族は、医者がミスをしでかしたんだろうと思うかもしれません。でも、**ミスではない**のです。

例えば10％起こる合併症だとする縫合不全があったとしましょう。しっかり縫っても、不十分であることは10％（術式による）は起こるものとなります。もちろんうまければその確率は下がりますが、ゼロにすることはできません。そういうものを合併症といいます。**ミスとは明らかに関係ない流れで起きた悪い状態を指します。**

とはいっても、「合併症だから問題ないし、医者は何もしなくていい」と言いたいのではありません。言い訳しているのではなく、そもそも意味が違うということです。もっと他に方法はなかったのか？と検証したり、医療従事者同士で情報をシェアすることは大切です。

「確率」も、患者さんと医者では感じ方がだいぶ違います。「99％命が助かる」と言われたら、どう思うでしょうか？「まあ、自分は助かるだろう」、患者さんはそう思うかもしれません。でも医者は「100人に1人は死ぬのか」と思います。99・9％問題ないと言われたらほぼ問題ないと思うでしょう。でも、0・1％の確率で悪いことは起こるわけです。患者さんとしては「ほぼ成功する手術ですから問題ないです」と言われているように感じるでしょうが、医者としては「100人に1人は何かあるので、その覚悟を持っていてください」という意味で言っています。

「確率」というのは一見公平な表現のようですが、これでしか表現できないのが医療なのです。

でも「確率」の解釈の仕方で違いが生じるのは、医療に限った話ではありません。降水確率何％なら、傘を持って行くでしょうか？　50％を超えてようやく持って行く人もいれば、20％でも折り畳み傘くらいはバッグに入れる人もいるでしょう。

なぜこのように基本的な用語で認識がずれてしまうのかというと、医学の世界は「科学的に議論しやすいように用語を作っている」ので**「一般に理解しやすいように用語は作っていない」**からなのです。

意味不明な用語のオンパレードに加え、説明の順番もわかりにくい

以上のように**基本的な用語からすれ違っているのに、さらに専門用語まで登場するのですから、患者さんはチンプンカンプンになってしまう**のです。

問題点としては、情報発信源にもあります。医学の情報を主に発信するリーダーは、大学病院の教授が多くなっています。教授になると授業で教えたり、テストの問題作成をしたり、論文を書いたりと非常に忙しいので、一般の患者さんと話す機会はだいぶ少なくなります。そのため、患者さんに寄り添った説明ができず、彼らが書いた患者さん向けのパンフレットの説明

はよくわからないことが多いのです。

ちなみに**医者は、用語の使い方だけでなく、説明の順番も悪い**です。緑内障を説明する場合、「目の構造」「緑内障とは」「緑内障はどのくらいの人がいるのか」「基本的な治療法」「治療するとどうなるか」という順番で説明します。胃ガンで手術が必要な人に説明するならば、「胃の構造」「状況的に胃ガンといえる理由と検査」「胃ガンとはどういうものか」「現在の状態と今後」「手術の方法」「手術による危険性」いう流れです。つまりは、患者さんが理解しやすい流れよりは、説明しやすい流れで説明します。

しかも、**1回説明した用語は二度と説明されないことも普通にあります。**例えば、「胃の体部という所があり、この場所です」と説明すると、次からは「あなたは胃の体部にガンがあり……」と説明がされます。あれ、体部ってどこだっけ?と思っているうちに、説明がどんどん進んでしまうのでついていけなくなるのです。医者は記憶力がいい人が多く、一度言われたことを覚えていられる、というのもあります。また、一度言ったことをもう一度説明するのは「相手をバカにしているようでよくない」と考えてしまっています。

緑内障の私の父は、ある意味でとってもよいモデルです。説明を何度しても、「眼圧って何？」と平気で聞いてきます。自分の病名さえ忘れます。テレビ番組に私が出演し、緑内障の説明で「私の父もこの病気で」と話しました。すると父から電話がかかってきて、「俺って緑内障なの？」と質問してきました。もうすでに10年以上目薬をさしているのに、です。

父のように素直にわからないと言って、質問ができるというのはある意味才能です。誰でもできるわけではありません。実際患者さんでわからないことを「わからない」と言える人は15％といわれています。

ですから、**わからないことがはっきりしている場合はチャンス。「しつこいかな？」と思っても、医者や看護師に聞いたほうがいい**です。

医者・医療業界の正体【その６】

↓医者と患者のコミュニケーション。問題なしと思っているのは、医者は7割以上。でも、患者は2割にとどまる

↓勉強ばかりしてきて、患者も同じくらいの知識があると思っている

↓専門用語を多用する医者ほど、実力も知識もない

↓そこまで専門的でない用語も、患者が想像するのと違う意味で使うことがある。「治療」「正常値」「標準治療」「最新治療」「合併症」「確率」は要注意

↓医学用語はそもそも、一般社会で理解されやすいように作られていない

↓医者は説明の順番までわかりにくい

↓1回説明した用語は二度と説明しないのも普通

■患者・患者の家族がしがちな間違い

・「治療」「正常値」などそこまで専門的でない用語を、自分が思う意味で解釈してしまう
以下は、誤解されがちな用語の意味の例
＊治療：病気をなくして健康な状態にすること（だけの意味しか持たない）
＊正常値：本来あるべき好ましい数値
＊標準治療：最新治療ではなく、一般医が従来から行う治療
＊最新治療：新しくて優れた治療
＊合併症：元々患っている病気に、別の病気が併発すること（だけの意味しか持たない）
・最新治療がベストだと判断する
・「99％治る」と聞いて、非常に喜んでしまう
・医者の説明がわからない場合、そのまま放置する

■患者・患者の家族がしたい行動

・「最新治療」「合併症」など専門性がさほど高くない用語の意味も、知っておく

＊治療：医療行為によって、完治に限らず、状態をよい方向に向かわせること

＊正常値：平均的な人たちの数値

＊標準治療：現在標準的に安全が確認されている治療

＊最新治療：新しいだけで、まだいいか悪いか確定していない治療

＊合併症：「元々患っている病気に、別の病気が併発すること」と「手術や治療・検査にともなって起きることがある病気・状態」

- 「99％治る」と言われても、万が一の1％を覚悟しておく
- 煙たがられるかもしれなくても、医者や看護師に納得のいくまで質問をする

第2章 薬・治療

医者に一度は聞いてみたいこと【その7】

医療ミスをしやすいのは、どんな医者か？

「テレビによく出る医者は、腕がいいの？」

「『名医』と呼ばれる医者って、何がすごいの？」

「セカンドオピニオンが聞きたい場合は、どうするとスムーズに進められるの？」

「医者の言うことを録音してもいいの？」

「ヤブ医者はどうすればわかるの？」


Fさんは背骨が痛くて、手術を受けました。でも、全く痛みが取れない。

これはミスではないか？と思い、テレビにも出ている名医にかかることにしました。

「これは医療ミスだな」

と即答です。さらに、

「最近は下手な医師がいて困るよ」

と言うのです。

「あなたはこの手術をすれば絶対よくなる。そうだ、ついでにこのサプリメントも飲んだほうがいい」と言って、高額なサプリメントを勧められました。

そして、その名医といわれる医者の手術を受けましたが、結果がよくない。さっぱり痛みが取れません。

「やっぱり前の病院が悪かったな」

と言って終わりです。

「先生は、よくなるって約束してくれたはずじゃあ……」

と言うと、

「あんたが変な所で治療受けるから悪いんだ」

と逆ギレされました。

患者の見えないところで起きている医療ミス「インシデント」とは？

「医療事故」「医療過誤」「医療ミス」。これらの違い、わかりますか？　医療従事者も実は、あまり理解していません。

まず大きな概念として「インシデント」というものがあります。聞き慣れないかもしれませんが、事故の解析には必ず必要となるものです。例えば、「間違った薬を注射器に入れてしまったものの、患者さんに注射する前に気づいた」、あるいは「何も入っていない液体をしばらく点滴していた。途中で気づいて、使わなければいけなかった抗生物質を入れて事なきを得た」ということです。つまり**インシデントとは「誤った医療行為が発生したものの、患者さんには行われなかった、もしくは行われたけど悪影響を及ぼさなかった」というもの**です。「ヒヤリとするような場面であったが事なきを得た」、はたまた「ハッとするようなことだけれども大丈夫だった」ということで、「インシデント」は「ヒヤリ・ハット」とも呼ばれています。

一つの重大事件があれば、その背後には29の軽い事故があり、さらにその背景には３００のインシデントがあるといわれています。これを「ハインリッヒの法則」といいます。

「医療事故」とは、医療現場で起きたすべての人身事故を指します。「間違った薬を点滴して患者さんが意識を失った」という医療従事者による過失もあれば、「患者さんが廊下で転んだ」という医療従事者は何もしていないのに患者さんに起きた事故もあれば、「使用済みの注射針が看護師の腕に刺さってしまった」という医療従事者が被害者になることまで、「医療事故」はすべてを含みます。

「医療過誤」は「医療事故」の中でも医療従事者の過失があったものを指します。**「医療ミス」も同じ意味を持ちます。**ただし、過失の認定というのは非常に難しいです。

例えば手術中、本来は切らなくていい血管を切ったという場合はどうでしょうか。迷うことなく「医療過誤」だと思う人は多いでしょう。でも実際は、その事実だけでは「医療過誤」だと決めつけにくいのです。特殊な形の血管かもしれず、腕が相当によい医者でも間違える可能性がある血管かもしれません。

私の元にはほぼ毎日、元々お世話になっていた病院に内緒で診察に来る患者さんがいます。「前の病院の手術は失敗したのでしょうか？」「最初の病院では緑内障と言われたんですが、他の病院に行くと『緑内障じゃない』と言われて……。これは診察ミスでしょうか？」というように、治療や診断のミスを疑ってくる人もいます。

でも**「ミス」の確定は少なくとも、患者さんをぱっと見ただけでは科学的にはわからない**のです。予想しなかった何かにより、悪いことが起こっているのかもしれないからです。カルテや経過を詳細に吟味して、そして多くの人の意見を聞いて、調べ物もしっかりして初めて、ミスかどうかわかるものです。ですから、前の医者がしたことを、すぐにミスだと言い切ることは困難です。

でも**たまに、「前の医者のミスだ」とすぐに断言する医者がいます。**これは「他の医者を悪く言うことで、自分の株を上げる」という戦略をとっているのです。

そもそも患者さんは「ミスかな？」とかなり疑って来ているわけです。それなのにたいていの医者は「断言できませんね。確かに稀な状態ですが」なんて言うからすっきりしない。そこへ「ミスだ」と堂々と言う医者が出てくれば、患者さんは「これまでの医者は、かばい合いでミスを隠してきた。この医者なら信頼できる」と思ってもらえます。その心理を利用したものです。実際そういう医者はいて、多くの患者さんの信頼を得ているのも事実です。

医療過誤が多い医者は存在し、同じミスも繰り返す

過去の医療過誤がわかれば「この医者は避ければいい」ということがわかります。ですが残

念ながら、医療過誤で問題となった医者の名前は現在、検索することができません。問題になった医者というのは医道審議会[1]という所で審議され指導されています。情報は非公開であるためわかりません。

実際に**医療過誤が多い医者というのは、存在します。**でも一般に思われているほどは多くなく、**ごく少数**に限られます。

医療過誤が多い医者を突き止める方法はあります。どの医者でも必ずできる方法、とはなりませんが。まず何よりも、**クチコミで悪い話が出回っています。**医療過誤をそれなりにしているのに評判が非常にいい医者、というのは見たことがありません。そして、職員からの評判も悪いです。ある病院では看護師さんが、診察終了後に患者さんに「他の病院にかかったほうがいい」と言っているくらいです。それから、医療過誤を繰り返すクセがあります。ミスをミスとも思っていないから繰り返すのです。

では一般の医者が医療過誤をしないかというと、ゼロではありません。人間である以上、ミスは少ないかもしれないけれどもあるのです。そしてミスは、どんなに注意していても起きます。これがいわゆる医療の不確実性です。

だから「仕方がない」と片付けるのはもちろんダメで、ミスは減らさなくてはいけません。

「注意をする」は医療事故を減らす解決策にはならない

医療過誤は完全に防ぐことはできませんが、**できる限りその確率を減らすには、患者さんも治療に協力しましょう。**医者が勝手に診療を進める状態は、よろしくありません。例えば診察の時、ただ診察室に入って診察を受けていないでしょうか。すると医者はどんなに気を付けていても、人を間違えるかもしれません。「そこで山田太郎です。平松先生こんにちは」というように挨拶すると、**名前の確認**が取れます。

もちろん名前を間違えないように看護師が確認し、カルテでも確認しています。これを「ダブルチェック」といいます。医者が間違える確率が0・1％（1000人に1人間違える）、看護師が間違える確率が0・1％だとしても、二人でチェックすれば0・1×0・1＝0・01％、さらに患者さんが名乗ることで本人だと確認ができれば、0・1％が追加で掛け算されて、間違いが10万人に1人にまで激減するのです。

レントゲンを撮る時、薬をもらう時など、診察以外の場面でも、マメに自分の名前を確認するクセをつけておきましょう。

医療事故を減らすのは、重要なことです。そのためには、ミスを減らす努力はもちろん大事ですが、根性で減らそうとしても限界があります。なぜならば、人は必ずミスをするから。

よって、**「ミスをしてもいいようなシステムを作る」ことのほうが、本当は大切**です。飛行機の事故の予防は、パイロットが寝てしまうことも想定して設計されています。医療業界でも同じように考えれば、例えば「患者さんに被害が及ぶ前に、薬を間違えたことに気づくためのルールを作る」ということになります。

でも特に日本では、病院の院長など偉い人は「君のミスだ」と言って話を終えようとします。

カリウムという薬があります。これを急激に注射すると、死亡してしまいます。ゆっくりと点滴をしなければいけない薬です。しかし、研修医や看護師が間違えて素早く注射して死亡するという事故が相次ぎました。

アメリカでは、「そもそも間違えるように置いてあるのが悪い」と考えました。「薬は病棟に置かず、鍵を開けないといけない特別な所に置くこと」と１９９８年に通知しました。１９９８年はこの薬で死亡した人が12人いたのですが、翌年は１人と激減したのです。その後、急速に点滴しにくいような容器を開発しました。

一方で日本はというと、「不注意」だと、徹底的に個人を叩きました。そして遅れること5年後、2003年に日本医療機能評価機構 認定病院患者安全推進協議会[2]から注意が促されています。

病院でも、私が医療安全委員会などの委員長を務めていると、ちょっとしたミスの報告があがってきます。理由としては「不注意だった」「忙しかった」というものばかり並びます。人間は何かあった時の原因を考えるのが不得意で、ついつい「不注意」などとして片付けたがります。

でもそれでは、ミスを繰り返します。なぜなら**医療過誤が起きるのは「医者が適当にやっている時」よりは「医者が真面目に仕事をしている時」のほうが起こる数が多いとされている**からです（真面目にやっている時間のほうが長いので）。つまり**「注意をしよう」というのは、何の解決策にもなっていない**のです。

ミスをしたら罰するとかえってミスが増える

アメリカの病院で、「『ミスをしたら厳しく罰する場合』と『ミスをしても罰しない場合』とで、どう違うのか」というのを調べた研究[3]があります。厳しく罰すると、ミスの報告がほとんどなくなることがわかりました。ミスがほとんどなくなるなんていいと思うかもしれませんが、正しくは「ミスの報告」だけが減ったということなのです。むしろ、本当のミスが増えたということもわかりました。つまり人は、**ミスを責めると隠そうとするし、そのために情報共有が減ってミスが増える**という結果です。このことを知らない病院長や上司が、ついついミスを責めてミスを増やすということが起こっています。

　ですから飛行機のパイロットでも、きちんと報告すればミスの責任は問わないということになっています。

　『失敗の科学』（ディスカヴァー・トゥエンティワン）という書籍でも、ミスを指摘することのリスクが示されています。ロンドンで児童虐待殺人事件があった時、ソーシャルワーカーがもっとちゃんとしていればという非難が起きました。その結果、ソーシャルワーカーが大量に離職して、死亡する児童数が25％増加し、３年間増え続けた[4]ということがありました。

　裁判に持ち込まれた場合は、どのようになるのでしょうか。

ハーバード大学で、３万１４２９人のカルテを調べた研究があります。[5]そのうち患者さんからの訴訟があり詳しく調べられた47件を見てみると、医療過誤があったのが8件（17％）でした。つまり、訴訟のうち本当に医療過誤がある確率は17％だったのです。

では「裁判で事実が解明されるのか」ということで、46件の医療訴訟を調べた研究があります。その研究では9件に医療過誤があったとされました。9件のうち患者さんが勝ったのは5件（55％）でした。つまり残りの45％は、医療過誤があったのに認められなかったのです。

一方で、「医療過誤がない」また「そもそも医療事故がない」とされた37件では、16件（43％）で患者さんが勝ってしまいました。つまり43％は、本当は問題ないのに問題があるかのように裁判が終わってしまったわけです。

では何に大きく影響するかというと、患者さんの状態でした。医療行為が正しいかどうかではなく、患者さんの障害です。患者さんの障害がほとんどないか、一時的である場合は裁判に勝ったのは38人中14人（37％）、一方で永久に残る損害がある場合は8人中7人（88％）の患者さんが勝ちました。[6)]

裁判とは真実を追求するものと思われがちですが、過誤があったほうが勝つ確率が10％強ほど高まる程度（55％－43％＝12％なので）なのがわかりました。正しい医療行為かどうかより、患者さんがお気の毒かどうかのほうが重要なようです。

苦しんでいる人、事実を知りたい人がいる現実を考えると残念です（海外の研究ですが）。医療過誤に苦しむ人を救う手立てが必要です。

医者の声をメモとして使うのなら◎　証拠を残すために使うのなら×

「事故を放置してはいけない。減らそう」ということで、医療事故調査・支援センターというのが２０１５年にできました。死亡した事例に対してだけですが、画期的だと思われていました。最初は医療業界側も歓迎していましたが、あるポイントを境に反対になりました。弁護側や医療事故被害者側から「裁判の証拠に使える状態にしてほしい」と要求されたからです。

もちろん悪意があったり、お金儲けのためだったりするミスはしっかり断罪されるべきです。けれども、ミスを断罪できる状況では、医療事故調査の結果は信頼できなくなります。誰かが責任を押し付けることもあるからです。仮に悪意なくミスを起こしたことでも、正直に言えば訴訟になり、仕事を失い、数千万円の損害賠償になる。それがわかった上で「自分のミスをすべての人が正直に告白する」という前提はさすがに無理があります。

しかも事故調査委員会の報告は、意図的に曲げられることがあるのです。2004年の大野病院事件[7]、そして2001年の東京女子医大事件では、事故調査委員の報告書に基づいて、警察が医者を逮捕しました。その後何年もの訴訟の末、無実であることが証明されたのです。

さらに第三者が分析する時、人間は誰かの責任にしたくなります。犯人が必要なのです。これを「後知恵バイアス」[8]といいます。人間の心理的な特性です。特に東洋人に起こりやすいといわれています。

他人が起こした事故は「この事故は予見できた」と人間は思ってしまいます。野球を見ている時にファンが、ピッチャーが打たれると「打たれると思った。もっと早くにピッチャーを代えていれば」と思ってしまうのに似ています。では代えていれば打たれなかったかというと、もっと打たれていたかもしれません。

手術でも、患者さんが手術後に死亡した場合「あの時、もっと止血していれば」「このタイミングで、たくさん輸血していれば」と第三者は思います。当時、主治医は止血をもっとするか輸血するか迷ったけれども「やらないほうが、手術は成功する」と判断していたのです。止血に時間をかけすぎて状態が悪くなるのを危惧《きぐ》したのかもしれません。これらの心理を利用し、特に病院管理者は自分の責任を逃れるために、現場に責任を押し付けます。

現在のシステムのままでは、医者はミスを隠蔽《いんぺい》する方向性に動きます。すると患者さんも医者を疑いますから、お互いに疑いながらの治療になってしまいます。

例えばアメリカのニューヨーク州では、日本の業務上過失致死に当たるものはなく、医療過誤によって刑事責任が問われるのは「故意ないし故意に準じる時のみ」となっています。9）また、医者の匿名性が守られているので、安心して事実を言えます。とはいっても患者さんが裁判できないわけではなくて、民事裁判で争うことは可能です。

ただし、被害者側の気持ちとしては「故意でなくても、ミスした人間は罰すべきだ」という考えも理解できるので、難しい問題ですが。

「証拠を残しておけば『言った・言ってない』の問題もクリアできるかもしれない」ということで、「信頼できない医者の場合、録音をするのはどうでしょうか」と聞かれることがあります。その時は私は、「そう考えるような医者はやめたほうがいい」と、必ず答えます。**信頼できないからと録音するような相手に、体を預けるのはやめたほうがいい**からです。

一方で信頼できる医者との会話で、後で忘れないようにメモのためで録音するのはよいでしょう。私の患者さんでも記録のために録音している人はいますが、断りません。ただ**多くの医者は、録音されるのを嫌がる**ので難しい問題です。

私も、信頼関係のある患者さんがそういう時は、むしろ「しっかり録っておいてくださいね」とすら言います。でも、初診で初対面の人から開口一番「録音させてください」と言われると、正直身構えてしまいます。悪いことは隠したいのではなく、疑われているようで嫌だと思ってしまうからです。

録音については、医者によって個人差はあると思います。例えば、初めてのデートでちょっと気になる相手から「あなたとの会話を録音していい？」と言われた場合、「思い出として大切にしてくれるのかなあ、それもいいかも」と思う人もいれば、「後で何かあった時に、証拠として使うのかなあ。ストーカーみたいで怖い……」と思う人もいるのと同じです。

今の医者に嫌われずにセカンドオピニオンを聞きに行く方法

ミスの疑いがある時など、セカンドオピニオンといって他の医者からの意見を聞くことがあります。私の元にも、セカンドオピニオンを求める人がたくさん来ます。そういう人が来ると「自分を頼ってくれた」と思い、**純粋に嬉しい**です。一方で、前の医者に何らかの不信を持って来ていることが多いため、**感情的**になっていたり、医者との意見が食い違っていて**話がかみ合わなかったりする**こともあるので、困ることもあります。

このように、紹介されることが多い医者は、セカンドオピニオンに慣れています。しかし、慣れていないと、**「セカンドオピニオンを聞いてきます」と言われてしまうと正直、悲しい気持ちになることが多い**ようです。**なぜならば「信頼していない」と言われているかのように感じるから**です。

ガン治療などですとセカンドオピニオンは一般的ですが、他の医療の現場ではセカンドオピニオンは少ないです。

「セカンドオピニオンは患者の権利だから、どんどん聞きに行くべき」というアドバイスがよくされます。でも実際は、実行するのは難しいでしょう。いい顔をしない医者も多いです。「ダメだ」とはっきりと言ったり、「そんなこと言うなら、俺はもう診ないから勝手にしろ」と怒ったりする医者さえいます。

そういう場合、**お勧めなのは「人のせいにする」という方法。**「自分は先生にこのままお世話になりたいんですけど、家族が『○○先生にも話を聞いてみたら？』ってしつこく言ってくるから、一度行くことにしようかな、と思って……。申し訳ないんですけど、紹介状をいただけますか？」というように。すると「医者を信頼していない」のではなくて「仕方がなく」というのが伝わるのでよいです。

セカンドオピニオンと少し似ているものとして、前の医者に黙って一人だけでなく多くの医者に意見を聞いたり治療を受けたりする人がいます。こういう行動を**「ドクターショッピング」**といいます。「もっといい治療はないか」「もっと辛さを消してくれる医者はいないのか」と願って、自分にとって最高の医者を探したい気持ちはわかります。

私の元にも、ドクターショッピングで来る人がいます。「ここで8つ目です」みたいに言ってくる人がいます。でもこれは、医者に嫌われます。冷静に考えればわかりますが、「あなたの所に8番目に来ました」と言われて喜ぶ医者なんていないでしょう。ですからせめて**「最後の望みで来ました」と、言い方を変えたほうがいい**です。でないと、「またどうせすぐ、どっかに行くんだろう」とも思われるからです。

嫌がられる最大の理由は「医者を信頼していない」と思われること。信頼してくれない人を信頼することは難しいですから。まして前の医者の悪口を言う人を、人として信頼しようとは思いにくいわけです。これは医療にかかわらず人間関係全般にいえることで、人の悪口ばかりを言う人は信用できないのと一緒です。

セカンドオピニオンのために話を聞きに行く先の医者は、どうやって探すのがいいのでしょうか。もし本当に**新しい治療法を探したいのならば、自分で探すべきです。出身大学の違う医者にするのも、コツ**です。大学が同じだと、意見が同じになりやすいからです。

今かかっている医師に相談すると、「ここがいい」という所はたいてい、知り合いなので考え方が一緒になってしまいます。

名医も値段は同じで、どの医者からもつないでもらえる

よく「名医なんて意味がない」と言う医者もいます。やっかみで言っているのかもしれませんが、**名医は残念ながらいます。しかし、名医といわれている人が必ずしも名医とは限らないのは確か**です。

名医といわれる人には腕がいい医者は多いのですが、中には「他人を蹴落として、のし上がってきた」タイプの人もいます。名医についても、他の医者の悪口が目立つ人は避けるのが無難。冷静に判断してくれる名医ならば、信頼してよいでしょう。

自分で言うのも何ですが、私を名医だと思ってたずねてくる人がいます。でも、**前の治療がよくなかったり間違っていたり、というのはそれほど多くはありません。**なぜならば名医といっても、できることは現代医療の範囲内だからです。名医としての強みは、手術の成功率がやや高いなど、それほどいろいろとあるわけではありません。**名医に過度の期待はしないほうがいい**でしょう。

テレビに出ている医者はどうでしょうか。テレビに出ているから偉いとか、治療がいいとい

うことはありません。とはいっても、**ある特定の分野での先駆者だとテレビに出ることが多い**です。話がわかりやすいからという理由でよくテレビに出ている医者もいますが、彼らは診療の腕がいいとは限りません。

時々テレビに出させていただいている私自身は、目の中でも緑内障が特に専門です。なので専門的なコメントを求められるのは緑内障の話です。一方で、**わかりやすく話せる**ことを評価してくださっていて、緑内障以外の白内障などの病気の解説を依頼されることもあります。でも、内容的にわかりやすさよりも経験が大切だと思う場合は、他の医者をご紹介してお願いするようにしています。

「名医や『神の手』やテレビによく出ている医者は、高いのですか？」とも聞かれますが、そういうことはありません。**値段は一緒**です。もっというと、研修医でも同額です。

ただし、**自費診療しかしていない所は値段が高い**です。特に「セカンドオピニオン外来」だけを扱っているなどで、**自費診療しかしていない医者はやめたほうがいい**です。

なぜならば、医療というのは経験値が何より大切だから。医者は、絶えず現場で最前線に立っていなければいけません。でも自費診療のみとなると、診療にかかれる患者さんは限られます。それに、他人のやったこと（保険適用内での治療）に批判しかできない医者の治療がうまいということはありません。

そして「どうやったら診てもらえるのですか？」ともよく聞かれますが、**紹介状があればたいてい、どの医者にもかかれます。違う診療科の医者からの紹介状でも大丈夫**です。

名医の見分け方というのは、基本的にありません。むしろあったら聞きたいくらいです。でも「ヤブ医者」の見分け方ならわかります。**ヤブ医者は必ず噂になりますから、クチコミを利用してください。**「あの先生はいい」というクチコミは信頼せず「あの先生はダメ」というクチコミだけを信頼してください。ただし、ネットの情報はお金で悪い情報を消していることもあるのでお勧めできません。あくまで、知り合いから直接聞いた情報が大切です。

医者としては本当は名医といわれるのは喜ばしいことではありません。

医者は、多くの患者さんを治すのが仕事です。もっと言うと、医者は「自分の仕事をなくす」のを目標とすべきなのです。例えば眼科医の私なら、目の病気の人がいなくなる状態をつくるのが目標となります。そう考えると、目の前の患者さんに一生懸命というのはいいことのようでいて、実は非常に視野が狭いわけです。

他の医者に治療法を教えるというのも大切です。他の医者が自分と同じ、もしくはそれ以上にうまくなれば自分は名医と呼ばれなくなりますが、多くの患者さんを救えます。自分があの世に行った後も、それは伝承されます。意地悪な言い方をすれば、いい部下を育て切れていないから名医と呼ばれるわけです。

また、「論文を発表して、その治療を誰でもできるようにマニュアル化する」「そもそも医者が治療しなくてもいい状況をつくる」ことができるのがより望ましいわけです。マニュアル化ができれば、直接指導しなくても多くの医者が同じ治療をできるようになります。ですから名医の治療は、汎用性が低く職人技にとどまっているともいえます。

名医でも本当に優秀な人は、治療法や手術を惜しみなく見せてくれます。それがより多くの患者さんを救うことになるからです。ですから、他の医者の見学を断る医者は倫理的に問題があります（繁忙期につき本業に差し支える場合は、もちろん制限は必要ですが）。

そういう意味で考えれば、大学病院は重要な役目を持っています。手術法を論文にすることで公開していますから。医学生や研修医に教えて、多くの医者を育てています。

一方で、目の前の患者さんしか治せない人は三流です。

とはいえ今でも、名医や現場主義をもてはやすあまり、多くの患者さんを救うという基本原理から外れてしまっている世界もあることは、とても残念なことです。

医者・医療業界の正体【その7】

↓患者に悪影響を及ぼさなかった医療ミスもあり、「インシデント」と呼ばれている

↓医療ミスは、すぐには判断できない

↓前の医者の悪口をすぐに言う医者がおり、彼らをすぐに信頼してしまう患者もいる

↓医療ミスが多い医者は、ごく少数だが存在する。彼らの名前

はクチコミで出回っている

↓医療ミスは、医者が真剣に仕事に取り組んでいる時のほうが起きるともいわれている

↓ミスは責めるほど、かえって増えるというデータもある（日本国内の医療現場によるものではないが）

↓多くの医者が、録音されるのを嫌がる

↓ガン以外だと、セカンドオピニオンを求める患者は少ない

↓名医は必ずしも腕がいいとは限らない

↓テレビによく出る医者は、専門分野に詳しい医者もいれば、単に解説が上手なだけの医者もいる

↓名医でも値段は一緒

↓紹介状は、どの医者からも書いてもらえる。診療科が違っていても構わない

↓名医の見分け方はない

↓ヤブ医者の見分け方ならあり、クチコミをチェックすればよい

■患者・患者の家族がしがちな間違い

- 前の医者の悪口をすぐに言う医者を、簡単に信じる
- 証拠として残すことも考えて、信頼できない医者の言うことを録音する
- 信頼できない医者に診療してもらう
- 今世話になっている医者に、セカンドオピニオンを聞くことを堂々と言う
- ドクターショッピングで、「あなたで8人目」など平気で医者に言う
- セカンドオピニオンのための医者の候補を、今の医者から聞く
- 名医と呼ばれる人に、過度な期待をする

- 自費診療ばかりをする医者にかかる

■患者・患者の家族がしたい行動

- 診察、レントゲンなど、あらゆる場面で、自分の名前を確認する
- 医者の言うことを録音する場合は、信頼できる医者の発言をメモとして記録する
- セカンドオピニオンを聞きに行くのは、家族など他人から強く勧められてしまったからだとして、人のせいにする
- ドクターショッピングをする際は、「最後の望みで、先生の所に来ました」と言う
- セカンドオピニオンのための医者の候補は、今の医者とは出身大学が違う人にする

■医療従事者の望ましい行動

- 医療ミスを減らすために、気を付けることばかりを重視しない
- ミスが起きる確率は絶対にゼロにはできないと想定し、ミスをしても医療事故にならないシステムを構築する
- 名医の診療方法を、論文にしたり治療現場を公開したりして、多くの医者に伝承する

医者に一度は聞いてみたいこと【その8】

同じ症状でも、医者によって薬がどうして違うのか？

「なんで医者は患者に相談しないで薬を勝手に決めてしまうの？」

「高い薬ばかり勧めてくるような気がするんだけど……」

「薬で不調になったのに、『心配ない』って、どういうこと？」

「ジェネリックは元の薬と違うの？」

「ジェネリックって、効き目はどうなの？」

「薬の値段って、どうやって決まるの？　すごく高いのもあるから」

「医者って、市販薬を嫌っている気がするんだけど」


Gさんは健康診断で高血圧と言われました。運動も食事も気を付けているけれども、なかなか血圧が下がらない。

「お薬を出しましょう」

そう言われて出された薬は、結構な額です。

友達のＨさんは同じ高血圧なのに違う薬です。

「薬、結構高いよね」

Ｇさんが言うと、Ｈさんは、

「いや、それほどでもないよ」

と言い、値段を聞くとかなり違います。１週間程度飲むだけならいいのですが、この先何か月など飲み続けるとなるとこの差額は大きいです。

Ｇさん「っていうか、薬ってどれがいいか聞かれた？」

Ｈさん「そんなの聞かれなかったよ。医者が勝手に処方するのを飲むだけで」

そう言うとＨさんは、薬を飲み始めました。確かに勝手に決められてその上高い薬を飲まされるなんて……、とＧさんは複雑な心境です。

医者が高い薬を好むのは、製薬会社から賄賂《わいろ》をもらっているからではない

医者は基本的に、患者さんに薬を選ばせません。お店でしたら例えば、カバンを買いたいとなったらお客さんがカバンを選びます。でも医者がしていることというと、店員が「あなたは

このカバンにしなさい」と決めつけているようなものです。

これは医者が医学的な状況をわかっているから、というのがもちろんあります。とはいっても大きく効果が違わない薬がいくつかあっても、医者が選んでいるのが現実です。同じ病気なのになんで？と思います。

薬というのは実際に、同じような効果のものが多くなっています。なぜならば、高血圧や糖尿病の薬など非常に多くの人が使う薬はたくさん売れるので、各製薬会社がこぞって作るからです。


ですから、なかなか「画期的な新薬」というのは作られません。するとどうするかというと、今まである新薬をほんのちょっとだけ変えて「新薬」として売り出すという手法をとります。「副作用が少し減る」「ちょっとだけ飲みやすい」など確かに改良は加えられるのですが、そこまで大きく変わることはなく似たような薬ばかりになるのです。

では、医者はどのようにして似たような薬の中から選んでいるかというと、**「論文」「データ」もありますが「よく効く」「周りの医者が使っている」というのを重要視しています。そして何より、使い慣れていない薬は不安だと考えます。**仮に作用が同じでも。もちろん科学的にはあまり変わらないことはわかっていますが、「大丈夫かな？　なんか副作用とか起きないのな？」と不安になってしまうのです。

医者は同じ薬でも、**高い薬のほうを勧める傾向があります。**

「儲けを目的としているのか？」「製薬会社からの賄賂か？」と勘繰りたくなるかもしれません。意味もなく高い薬を出す理由がないからです。

でも事実として、医者が出す処方薬が高いから儲かる、安いから儲からないということはありません。基本的には処方箋《しょほうせん》一枚でいくらなので、たくさんの種類を処方しても意味がないです。製薬会社が、「○○先生がこのくらい処方してくれたから、キックバックしよう」というのはできません。薬代にも公的なお金が介入してくるため、製薬会社と医者が自由にお金をやりとりできないからです。

高い薬を選ぶ理由は、ちょっとだけ何かがいいから、となります。効果がわずかに高い、副作用が少ない、などです。

よくも悪くも、医者はお金を気にしません。医者は、自分が処方している薬の値段がいくらかを全種類把握しているほうが稀です。これは通常の業界からすると信じられません。
すると、処方された薬の代金も一部を負担することになる国としては、ちょっとでも安いもののほうがいいかもしれませんが、医者としては目の前の患者さんに少しでもよくなってほしいから、ちょっと高い薬を使うという発想になります。

患者に薬を勝手に減らされるのを、医者が嫌がるのには理由がある

それから医者は、薬を減らすのを嫌がります。ですから、患者さんが「もうちょっと薬を減らしたいのですが」と言うと、医者は渋い顔をします。医者はたくさん処方すれば儲かるからではありません。むしろ、医者はたくさん処方するほど損をするように、現在のシステムではなっています。ただ、それよりも、**薬をやめたり減らしたりすることで、悪いことが起こるのを警戒しているのが、減らしたくない理由となっています。**つまり医者は、現状維持を選びたいのです。

でも、薬が出てもきちんと飲まないこともあるでしょう。薬は処方されても、3割程度言う通りに飲んでいないという研究もあります。1）医者はうすうすそのことは気づいていますが、気づかないふりをしているのです。「本当に飲んでいますか？」と詰め寄るわけにもいかない

ので、飲んでいる前提で話は進んでいきます。

もし薬で症状が改善しない場合は、「薬を変えてほしい」と言っていいのでしょうか？　それと、調子が悪かったらそのことを言って変えてもらうことはできるでしょうか？

言うこと自体は全然問題にはなりません。ただ実際のところ、かなりの医者が嫌がります。**医者には「自分なりの処方スタンス」というのがあり、それを崩されると困る**からです。そして何より、自分の言うことを聞かないのが嫌なのです。私の元にも「この薬を使い始めてから調子が悪い。医者に言ったら無視された」「この薬で治らないから医者に言った。でも、『そんなはずはない』と言われた」といって、他の病院から来る患者さんがいます。

症状が改善しないとしても、**「もうちょっと長く使わないとダメな場合」「そもそも治すのではなくて、悪化を食い止めるだけの治療」だったということもあります。**ただ、医者はそのことをちゃんと説明してくれていないのです。もちろん、そもそも効いていないという時もあります。

症状や調子が悪化した時は、「薬が合わない」と患者さんは言います。でも、「薬が合わない」の意味が患者さんと医者では違います。**医者としては、「薬が合わない＝アレルギー反応が出る」と考えてしまうので、「（アレルギーは出ていないから）大丈夫」と答えます。**けれども患者さんの言う「薬が合わない」というのが、アレルギーだけに限らず副作用で調子が悪い、別に悪くないが胃がムカムカするなどちょっとしたこともひとくくりにされているので、医者は患者さんに問題が起きていることに気づかないのです。

基本的には**変更を嫌がる医者に無理強いしても面倒なことになるだけなので、いっそのこと主治医を変えたほうがいい**です。

では、**症状が改善したら薬をやめてよいでしょうか？　これは、いけないことです。**よくあるのは「抗生物質を出してもらったけれども、症状がなくなったから、次の時のために半分取っておく」ですが、これは絶対にやめてください。

抗生物質などで菌を倒す時は「徹底的に倒す」のが重要だからです。「症状が出るほどひどくはなくなったが、まだ菌が残っている」というのは、よくあります。その状態で徹底的に倒すのをやめてしまうと、抗生物質を使っても生き残った強い菌がたくさん増えます。結果として、耐性菌といって抗生物質に強い菌が体にどんどん増殖し、以前よりもひどい状態になることだって十分にあり得るのです。

薬を飲み続けるのは、確かに面倒なのはわかりますが、このような理由があるので、もらった分は全部飲み切りましょう（治ったらやめていいと、医者に言われない限りは）。

ジェネリックは元の薬とかなり違うことも多い

よく薬局などに行くと、「ジェネリックを推奨します」と書かれた貼り紙があります。テレビのＣＭでも、ジェネリックを勧めているものが流れたことがあります。

ジェネリックとは、新薬（先発医薬品。以下ではわかりやすくイメージするために「元の薬」という表現にします）と成分が近い後発医薬品のことです。新薬の特許が切れた後に販売されるもので、元の薬よりも価格は安めとなっています。

ジェネリックって、そんなにいいの？と思って、医者にジェネリックにしたいと言うと、「うーん」と医者からは渋い顔をされることがあります。効果は一緒といっているのに嫌がるのは、なぜでしょう？　製薬会社とのコネの関係で、医者が儲からなくなるから？　それは違います。

ジェネリックは実は、元の薬とは効果が違うことがあるのです。あまり知られていませんが、そもそも「全く同じ薬」ではありません。同じなのは主成分だけ。例えば緑内障の目薬で「ラタノプロスト0・005％」という薬があります。主成分はラタノプロストですが、ジェネリックではこれが同じだけでそれ以外の成分は全く違っていいのです。[2][3] 0・005％は一緒ですが、99・995％は違っていても問題となりません。

ジェネリックの場合は主成分の特許だけは共通になるのですが、それ以外の成分は特許がまた別になったり企業秘密にできたりするのです。ですから、**ジェネリックでも元の薬より効くものもあれば、効かないものもあります。**

でも、**元の薬とほぼ完全に一緒のジェネリックもあり、「オーソライズドジェネリック」と呼ばれています。主成分だけでなく、他の成分までもがほぼ100％一緒**です（ほとんどが）。

例えていうのならば、とあるコンソメ味のポテトチップスを元の薬だとすると、同じコンソメを使っている他のメーカーのポテトチップスがジェネリックとなります。何となく味は同じではあるものの、チップスの大きさが違ったり、ギザギザにしてあったりですと、普通のジェネリック。オーソライズドジェネリックは「元の薬となるいわば元祖のメーカーのものを、袋だけ変えて安く売っているポテトチップス」のようなもので、味も形も一緒です。

でもジェネリックを普及させたい団体は、そこをごまかして「ジェネリックは全部同じものだ」と誤解されるような言い方をします。「元の薬と同じ有効成分」という表現をすることもあります。「有効成分だけが同じ」ということですが、聞いたほうはほぼ同じだと勘違いします。「同じ効き目」という表現もします。有効成分が同等に入っているから「有効成分による効果が同じ」ではありますが、それ以外の成分による効果は同じとは限りません。なのに、そう言い続ければ患者さんは信じてくれると思っています。実際患者さんはそう信じてしまっています。

一方で医者は「本当は違うのにな」と思いながら「主成分が同じだから、似ているだろう」と思って処方します。すると医者が悪いことをしているかのようになり、患者さんと医者に溝ができます。

正直に「オーソライズドジェネリックと一般のジェネリックは違うものであり、オーソライズドジェネリックを推奨します」と言えばいいのです。ちなみにジェネリックにもいい薬はたくさんあります。「この薬は元の薬と同じだな」という薬もあれば「元の薬より使いやすくていい」という薬もあります。

一方で、「これは違うな」という薬もあります。私自身は鎮痛薬を一時期ジェネリックにしたらさっぱり効かなかったので、元に戻しました。

ジェネリックが悪いのではないのです。いい薬もたくさんあります。医療費の抑制にもなります。そうではなくて「ジェネリックは元の薬と同じものだ」とウソをつくのが悪いのです。

残念なことに、薬局にこそ「全部同じようなもの」だと言うように指導されています。**薬局ではジェネリックの数が少ないと収益が下がるシステムになっている**ことも関係しています。

病院も同じなので、経営陣こそジェネリックを使いたがっています。

医者の私としては、病院でジェネリックを使うような話が出そうな会議には、なるべく出ないようにしていました。目の前で患者さんと対峙《たいじ》していると、「国なり経営陣から、ジェネリックを使えと言われたから」という理由で、最適とは思えないような薬を選びたくないからです。

ですから私も自分が使う薬をもらう場合は、ジェネリックはなるべく避けています。

よく「飲みやすいジェネリック」など「元の薬より性能がよいジェネリック」を謳っていることもあります。元の薬より性能がよい時点で「すべてが元と同じ」はずはないわけです。

薬の値段の決め方には大きく二つの方法がある

最近、数千万円もする薬が話題となりました。例えば、２０１４年に世界初の免疫治療薬として承認された「オプジーボ」。２０１４年当時は１００㎎で約73万円近くにもなり、成人（体重が約65㎏とする）が1年間使い続けると４０００万円近くにもなってしまいます。

なんでこんなに高額になってしまうのかというと、患者数がかなり少なく、治療法が確立していない難病に対する薬であるからです。このような薬は「オーファンドラッグ」と呼ばれています。製薬会社が薬の開発費をちゃんと回収できるようにするためには、これくらいの額にしないといけないのです。人口の少ない難病の患者さんを救うためには、高額な値段を許容しなければ、いつまで経っても製薬会社は薬を作ろうとしません。

そもそも、薬の値段はどのようにして決まるのでしょうか。まずは、完全な新薬とは言えず今までの薬よりも少しだけ改良されただけの薬は「類似薬比較方式」を使って、今までの薬を参考にしてちょっとだけ高くします。

全くの新しい薬は「原価計算方式」で値段を決めます。まずは薬の開発費を算出し、これを患者さんの人数で割ることで求めます。例えば開発に100億円かかったとした場合、患者さんが1000万人でしたら薬は1000円、患者さんが100人だと薬は1億円になってしまいます。後者のような薬が、オーファンドラッグなのです。

オーファンドラッグが非常に高額になってしまう理由はおわかりいただけたかと思いますが、**本当は高額ではなくてもいいのにそれがまかり通ってしまうこともあります。**

その時に使われるのは、「適応拡大」という方法。例えばオプジーボは最初、悪性黒色腫《あくせいこくしょくしゅ》という病気の患者さんに対しての薬でした。やがて、非小細胞肺ガン、腎細胞ガン、頭頸部《とうけいぶ》ガン、胃ガン、悪性胸膜中皮腫（それぞれ基準はあるが）にも使えるようになりました。

悪性黒色腫しか使わないつもりで、誕生した当時は市場規模が31億円といわれていました。しかし肺ガンへの適応拡大によって市場規模が50倍の1500億円（現在はそれ以上）となって、経済財政諮問会議《けいざいざいせいしもんかいぎ》でも問題になりました。

しかも、**薬の値段というのは2年に1回決まります。**つまり、市場規模が50倍になったにもかかわらず、最初に設定した値段が、**2年間そのままにできた**のです。オプジーボは、何とか対処して現在は17万円ぐらいにまで下がりましたが。

薬の値段を決める際は、少ない人数の患者さんの病気を基準にしたほうが検討しやすいから、という理由があって、このようなことが起きてしまいます。だからこそ、高額な薬はやり玉に挙げられやすいのです。

自分用として薬を使うかどうかは、医者によってだいぶ違う

市販薬を使っていることを医者に言うと、嫌な顔をされることがあります。理由は主に次の三つ。

一つ目が、**医者はすべての市販薬は記憶していない**こと。ですから、「この薬」と言われても「いまいち成分もわからない」ということがあります。

二つ目が、「どちらにせよ**市販薬は効果がさほど高くない」と思っているフシもある**こと。

三つ目が、**自分の処方している薬と合わさることで、変な作用が起きてしまうのを警戒しているる**ことです。

「医者は薬を使わない」という記事も、よく見かけます。実際のところ、どうなのでしょうか。私も取材を受けたことがありますが、「こういう状況なら使わない」という限定された状態について話したことがあります。すると、そこだけ誇張して切り取って、ほとんどの薬に対してさも信頼できないといったような記事になってしまうことがあるのです。医者や薬剤師が薬を使わないと言ったら面白いからなのでしょうか。

変わった先生が「この薬は使わない」と堂々と、本来は必要な薬をやり玉に挙げると問題です。ですからせめて、眼科の分野は勘違いが出ないような表現をしようと依頼を受けて、頑張っています。しかし、勘違いして伝わってしまうこともあり、読者さんや同業の方々に申し訳なく思います。

自分に薬を使わないというよりもむしろ逆で、薬をガンガン使う医者のほうがかなりいる気がします。眠れなくて眠剤を飲んだり、痛み止めを常用したりしているのです。高血圧の薬も「血圧の値がガイドラインに当てはまらない程度だけど、知り合いの先生と相談して一応飲んでいる」という医者もいます。一方で薬は全く使わない主義の医者もいますから、かなり両極端です。

いずれにしても大前提として、薬はできれば飲まないで済むのが一番です。でも、飲むメリットのほうが高いと考えるから医者は薬を出す、というのが基本です。言い方を変えれば、メリットはさほどないけれども薬を飲んでいただく、というのは普通ないわけです。

医者・医療業界の正体【その８】

↓医者の薬の選び方は、よく効くこと、周囲が使っているかどうか

↓医者は高い薬を好む。理由は、ちょっとだけ何かがいいから

↓患者に勝手に薬をやめたり減らされたりするのを嫌がる。医者なりの処方のスタンスを崩されるから

↓患者が薬で不調になっても、アレルギー反応が出ていなければ

ば、医者は問題ないと思ってしまう

↓ジェネリックは元の薬とだいぶ違うことも多い。同じなのは主成分だけ

↓ジェネリックには元の薬より効くものもあれば、効かないものもある

↓元の薬とほぼ完全に一緒のものとして「オーソライズドジェネリック」が存在する

↓ジェネリックを出したほうが薬局も病院も儲かるシステムに、国はしてしまっている

↓「元の薬より性能がよいジェネリック」がある時点で「全く同

じ」はずがない

↓薬の値段の決め方は大きく二つある

↓薬の値段は2年に1回決まる。利用者が多くても、2年近くも高額なままになることもある

↓医者は、患者が市販薬を勝手に使うと嫌がる

↓自分用として薬を使うか否かは、医者によってだいぶ異なる

■患者・患者の家族がしがちな間違い

- 医者の相談なしに、勝手に薬をやめたり減らしたりする
- 症状が改善した時に、薬を勝手にやめる

■患者・患者の家族がしたい行動

・薬の効き目が怪しいと思ったら、「もうちょっと長く使わないとダメな場合」「そもそも治すのではなくて、悪化を食い止めるだけの治療」が考えられるので、それを医者に確認する

・医者が薬を変えるのをかなり嫌がる場合は、主治医を変える

・薬は医者に言われた通りに使う。不調になったら、医者に相談する

第3章　健康診断

医者に一度は聞いてみたいこと【その9】

健康診断。医者が受ける検査と、受けない検査は何か？

「医者は健康診断を、どれくらいの頻度で受けるの？」

「年齢ごとに受けたほうがいい検査ってあるの？」

「健康診断の結果を受けて、医者は食事や運動にはどのくらい気を付けているの？」

「検査項目がたくさんありすぎるけど、『受ける・受けない』を簡単に割り振る方法ってないの？」

「検査によっては発生し得るデメリットを教えて！」

「医者は自分が、あるいは家族が、ガンなど重い病気にかかったら、どうするの？」


今年も健康診断の時期になりました。Iさんはいつも、定期的な健康診断は受けています。しかし、世の中には脳ドックやらガン検診やら多くの検査があります。どうせ医者の金儲けだろう、と思う反面「早く見つけておいたほうがいいのかな」とも思います。

「お前どうしてる？」

と友達に聞くと、

「俺は5年に1回、ガンと脳のチェックをしているよ」

と言われました。そうか、あいつ、ああ見えて意外としっかりしているんだな。

どうしようかな。迷います。

バリウム検査を受ける医者は少ない

人間ドックや健康診断は大切な気もする一方で、「無駄なのではないか?」「できれば受けたくないな」と考える人も多いようです。さらには雑誌などで「健康診断は受けるな」「無駄な健康診断」のような特集があると、「やっぱり受けないほうがいいのでは?」と思ってしまいます。

そう考えている医者も、実はいます。実際に医者はどんな検査を受けて、どんな検査は受けていないのでしょうか。


一般的な採血・心電図・レントゲンの検査は受けています。これは企業に勤めていれば受けるのと同じで、自発的にというよりは半強制的に受けているので「お勧めで」というわけではありません。その他ですと、内視鏡の検査は受けている医者が多いです。

一方で、**バリウムを使った胃のX線検査を受ける医者はほとんどいません。**理由としては、検査を受ける側の負担がある割に、検査でわかることが少ないということです。胃であるならば、内視鏡を使って診たほうが、確実にわかります。**大腸の内視鏡検査も、多くの医者が受けています。**正直「面倒だし嫌だな」という気持ちは誰しもあるのですが、大腸ガンはやっぱり気になるもの。また、一度は受けておくと安心ということで受けています。

私自身も、胃カメラも大腸のカメラもどちらの検査も受けたことがあります。特に異常がなくて安心でした。ピロリ菌の検査もしているのが一般的です。残念ながらピロリ菌が見つかったとしても、早めにそのことがわかって除菌できれば胃ガンになりにくいともいわれているので、検査としてはお勧めです。

ちなみに、細かい検査を勧める医者もいますが、実際は**毎年のように受けている医者はほとんどおらず、5〜10年に1回というのが一般的**です。

血液の検査ですと、**B型肝炎・C型肝炎の肝炎ウイルスの検査を受ける医者も多い**です。ウイルスに感染していてきちんと治療できていないと肝臓ガンになりやすいからです。もちろん医療機関に勤めていると感染リスクがあるということも大きいですが。現在、**肝臓ガンの原因はお酒であることは少なく、79・8%がウイルスの感染**です。1)

特に**現在40歳以上の人であれば、1回は受けておいたほうがいい**です。なぜならば、その年齢の人であれば子どもの頃の集団予防接種で注射器を使い回していたという時代だからです。そのため、ウイルスにかかっている人が40人に1人といわれています。

もしウイルスにかかっていることがわかれば、治療をすればウイルスを駆除することもできるのです。受けたい場合は医療機関に行って、「肝炎ウイルスの検査をしたい」と言えばいいだけなので簡単です。

放射線や痛みなどダメージを受ける検査は控えたほうがいい

血圧の管理は「そんなの関係ないや」と言う医者もいますが、多くの医者はシビアに自分の血圧を見ています。よく「血圧の薬なんて飲むもんじゃない」みたいな情報もありますが、医者はというと結構気兼ねなく薬を飲んで治療をしている人が多いです。高血圧で苦労している患者さんを見ているということもありますし、何よりコントロールが明確なのでやろうという気が起きるのです。

一方で、肝臓のことを考えてお酒を控えるのは、多くの医者ができていません。また、食べすぎであったり、メタボになったりしている医者もたくさんいます。

理由としては、忙しすぎるということもあります。実際私も、特に昼食はとる時間がないということもしょっちゅうです。おにぎり一つ食べて終わりということも多く、健康に気を使った食事というのが難しいという現実もあります。とはいっても、医者は患者さんには偉そうに「きちんと栄養を考えて」と指導するわけです。

運動もちゃんとしている医者も少ないです。忙しいというのもありますが、何よりも「面倒くさくてやれていない」というのが現実でしょう。

ガン検診など他の検診については、医者によってバラバラです。

積極的にＭＲＩなどで脳をチェックする医者もいれば、ガンの検査の一種であるＰＥＴ検査を受ける医者もいます。

一般的には検査を受けるのであれば、**「侵襲《しんしゅう》（体にダメージがあること）がないものを受ける」ということが勧められています。放射線を大量に浴びるとか、痛みを伴うとかそういうものでなく、超音波や磁力を使う検査であれば体の負担が少ないからです。**

お勧めとしては、脳梗塞を患ったことのある家族がいたり、タバコの量が多めであったり、血圧が高いのであればＭＲＩによる脳の検査です。40歳を過ぎていれば、眼底カメラ、便を取る大腸ガン検査。50歳以上の女性でしたら、骨密度の検査です。

ＭＲＩの検査は体のダメージが一切ないのが特徴です。それでいて、脳の動脈瘤《どうみゃくりゅう》や脳梗塞を発見できます。すべての人がというよりは、リスクが高い人だけでも受けるとよいでしょう。

眼底カメラは目の写真を撮るだけなので、負担がかかりません。以前は健康診断でセットになっていたのですが、メタボ検診が始まってからはセットから抜かれているので、追加で申し込むことになりました。

便を取る大腸ガン検査は、便を取ってそこに血が混じっていないかを調べるだけです。多少汚いなあと思うし面倒です。けれども体にダメージを与えないのがいいですし、大腸ガンの発見に有効です。

女性は閉経後に骨密度が減りやすくなるので、50歳以上でしたら骨密度の検査は受けたほうがいいでしょう。体にダメージなく検査できるのでお勧めです。

医者の立場からすると「どんどん検診を受けてください」と言いたくなりますが、検査を受けることによるデメリットも多少なりとも存在します。

一つ目は、放射線などによる侵襲。

二つ目の**デメリットは、早めに見つかる悪さ。**例えば、MRIによる脳の検査を受けて、腫《しゅ》瘍《よう》が見つかったとしましょう。腫瘍が大きければ、早く手が打てます。でも腫瘍が小さい場合は、その後毎日のように治療すべきかどうか迷って精神衛生上よくないということもあるのです。

ガン検診にしても「検診を受けたほうが長生きできる」というデータもあれば、「そうでもない」というデータもあります。そこで言えることとしては、**「ガンにならないためのピロリ菌や肝炎ウイルスの検査は受けるべき」**ということ。

どこまで検査を受けるのかは、各人が病気や治療に対してどういうスタンスなのかにも関係します。「少しでも早く異常を見つけて、多少オーバーな治療になってもしっかりやりたい」と思うのか、「何か自覚症状が出るまで、知りたくない」と思うのかです。私の場合は小心者ですが、やっぱり早く知りたいと思うほうなので、体に負担がない検査であれば積極的に受けたいと思っています。

それから、健康診断で悪い結果が出てしまった場合は、他の検査結果も記載されたまとまったものが届く前に、その悪い結果だけ先に連絡が来ることがあります。受診を勧められた場合は、慌てずにちゃんと受診しましょう。

医者は、自分や家族がガンになったらどうするのか？

さて、医者はガンなど命にもかかわりそうな病気になったら、どうするのでしょうか？　結論から言うと、医者によってまちまちです。無視して仕事する人も結構います。医者には、自分の命に対してどうなろうと動じなかったり、不養生であったりする人も結構いるので、あまり参考にできません。

では医者は、自分や家族がこのような重い病気になったらどうするのか？　私でしたら、次のような行動に出ます。

1．まず最初に、一般書を3～5冊買う
2．専門書を1冊買う
3．ガイドラインを読む
4．ネットで診療経験の多い医者を探す

5.「この医者ってどうなの？」と周囲に聞く
6. 通えそうなら紹介してもらう
7. 新規治療がないか論文を探す
8. 追加で統合医療も一つは行うかも

まず最初に書店で、一般的な書籍を買います。医者ですから基本的な知識はあるものの、抜けているところがないとはいえないからです。

とはいっても、いきなり専門書は読んでもよくわからない。そこで、医療業界以外の人でも読める一般書を買うのです。なぜ何冊も買うかというと、1冊だと偏りが出るからです。この時は「病気を説明してくれる本」を選ぶので、「胃ガンは○○で9割治る！」という本ではなくて「わかりやすい胃ガンの本」というような入門的な本を買います。よくわからないところは飛ばして読みます。

その上で、専門書を読みます。専門書はさらにわからないところが増えますが、それは気にしません。さらっと「こういう治療方針が基本なのか」というのを理解するのが目的です。よくわからなかったら図を見るだけでも何となくわかりますから、それで済ませます。専門書は買えないのでは？と思うかもしれませんが、一般の人でも買えます。

次に、ガイドラインです。「Mindsガイドラインライブラリ」というインターネットのサイトで見れます。ガンについては日本癌治療学会の「がん診療ガイドライン」というサイトがあります。ただ、ガイドラインはかなりあいまいな表現が多くなるので、参考程度と考えます。ガイドライン通りの治療を求めるわけではないからです。

そして、ネットで経験の多そうな医者を探します。病院ではなく医者です。何人かピックアップしたら、その医者の名前の本を探し、あったら本を読みます。その人の考え方というのが何となくわかるからです。なければインターネットでその人の名前を検索します。「意外とヤブ医者」とか書いてないか心配だからです。

その上で、その診療科の先生または主治医にその医者の名前を言って、どうかを聞きます。「その人ヤブなんだよな」とはっきりと答えてくれない場合も、表情で見極めます。一般患者さんでも行える方法です。

通えそうなら紹介状を書いてもらいます。

かなり状態が悪い場合は、標準治療以外の先端医療がないか探します。探し方としては日本語の論文では「CiNii Articles」というサイトを使います。これでざっと傾向を見てから英語になりますが「Cochrane Library」というサイトで検索します。このサイトにはエビデンスレベルが高いものしか載っていないので、目的とする病気の文献がアップされていないこともあります。すると「PubMed」というサイトを使って論文を調べます。こっちのサイトは逆に情報が多すぎるため、ざっと傾向を見る感じです。

さらに、医者に怒られるかもしれませんが、できれば一つは統合医療や、効果がありそうな気がする民間治療も受けるかもしれません。さすがに気功とかはやらないと思いますが、サプリメント・漢方・東洋医学はちょっと考えてしまいます。中には怪しいものがたくさんあるため、標準治療だけのほうが安全なのはわかっていますが。もちろん、標準治療もした上で、これらを受けます。

病気になって日々悩むと、ついつい体験談ブログなどをいろいろと見てしまいます。そこには明らかに怪しいものがあり、例えば同じ病気の人が「私は○○キノコを食べています」とか書いてあります。明らかに効果がなさそうだとわかったとしても、何となく気になってしまいます。けれども、もしすでに何らかのサプリメントを飲んでいれば「これ以上増やすのはよくないな」と思って怪しいものに手を出しにくいというメリットがあります。そのため、月３０００円ぐらいまでなら使っていいかなと考えたりします。もちろんそれに副作用など変なことが起きないのかは、論文を調べます。

サプリメントや栄養の場合は、「『健康食品』の安全性・有効性情報」というサイトに詳しい情報が載っています。このサイトなどを眺めることで、心に何となく余裕ができます。

これらの行為は、「プラセボ効果」を狙っています。プラセボ効果とは、科学的な効果がないものでも信じていると、３割程度に効果があるというものです。

- Minds ガイドラインライブラリ　https://minds.jcqhc.or.jp/
- がん診療ガイドライン　http://www.jsco-cpg.jp/

・CiNii Articles　https://ci.nii.ac.jp/
・Cochrane Library　https://www.cochranelibrary.com/
・PubMed　https://www.ncbi.nlm.nih.gov/pubmed/
・「健康食品」の安全性・有効性情報　https://hfnet.nibiohn.go.jp/

医者・医療業界の正体【その9】

↓一般的な採血・心電図・レントゲンの検査は受ける

↓バリウムを使った胃の検査は受ける医者は少なく、内視鏡による大腸の検査は受ける医者は多い

↓健康診断を毎年受ける医者は少なく、5〜10年に1回の医者が多数

↓B型肝炎・C型肝炎の肝炎ウイルスの検査を受ける医者も多い
↓食事や運動に気を使う医者は少ない

■**患者・患者の家族がしがちな間違い**
・放射線や痛みを伴うものなど、体へのダメージがある検査をたくさん受ける

■**患者・患者の家族がしたい行動**
・40歳以上ならば、**B型肝炎・C型肝炎の肝炎ウイルスの検査**、眼底カメラ、便を取る大腸ガン検査を受ける
・タバコの量が多めであったり、血圧が高いのであればＭＲＩによる脳の検査を受ける
・50歳以上の女性は、骨密度を測定する
・ガンを予防するために、ピロリ菌の検査も受ける

第4章 病院

病院図鑑で評価が高いと、いい病院なのか？

「病院図鑑や病院比較サイトは信じていいの？」
「医者が患者として病院に行く時は、何を重要視する？」

Ｊさんの祖母は認知症でした。いろいろと物忘れもあるし、指示に従えないことがあります。けれども家の中では、炊事や洗濯をずっと一人でこなしていました。足腰も弱いのですが、歩いて生活もできます。近所のスーパーまでなら、自分で買い物に行けるのです。

そんな祖母がある日、お腹が痛くなりました。近所のクリニックで診療を受けると、大きい病院に行くように言われました。大きい病院に着くと、検査と治療をしっかり受けるために、入院することになりました。環境の変化もあり、少し落ち着かない祖母。転びやすいということで、病院内は車イスでの移動になります。

そのうち、消灯中の夜中にも何度か起きるということで、手足を縛られるようになってしまいました。幸いにも病気の治療はうまくいって、お腹の痛みもなくなりました。「退院したら、また美味しいもの食べようね！」とＪさんは励ますも、祖母の反応はパッとしません。「やっぱり体調が悪くて、元気がないのかな」、Ｊさんはそう思っていました。

しかし退院後、祖母は以前のように自分で歩いて動くことも難しくなりました。以前は問題なかった近所への買い物すらできなくなってしまったのです。

患者を拘束し、車イスをよく使う病院が評価される!?

医者の私は、「いい病院はどこですか？」とよく聞かれますが、残念ながら結論は「いい病院はありません」。いい医者なら知っているのですが、**「いい医者がいる＝いい病院」とは限らないから**です。

よく、病院を評価しようという試みがあります。具体名はあえて挙げませんが、**日本の病院の状態を評価する機構があります。**「どのくらい職員がいるのか」「職員は免許を持っているのか」「感染症が起きていないのか」「治療レベルは一定以上あるのか」「カルテの書き方は定型化されているのか」など、様々な項目をチェックします。**「入院中、転倒しないか」という項目まであります。**「転倒させないためにきちんと職員が気を付けているのか？」を見るのです。

最初の頃は、とてもよい取り組みでした。今まで整理されていなかった基本的で最低限なことを確認できたからです。しかしその後も、制度は継続しなければいけませんから、評価項目などが複雑化してしまいました。

病院は今やほとんどが、人手不足です。サービス残業が蔓延しています。転ばないように一人一人に目を配る余裕なんてありません。けれども転倒率がどのくらいかをチェックされ、指導を受けてしまう……。

確かに、「患者さんを転ばせたくない」というのは職員みんなの思いです。一方で「患者さんをしっかりと見ておくほどの人手がない」のが現実です。**そのために出てくるのが「車イスでなるべく移動」「患者さんを拘束する」という方法**です。自分で歩くと、転倒して骨折することもありますから、職員はこんな事態を防ぎたいのです。患者さんのためというのもある一方で、病院や自分の評価も気にしてしまうからです。

さらに別の事情もあります。病院は慢性的に人手不足ですから、診察も短時間でどんどんこなさないといけません。CT（X線を使い、身体を輪切りにして画像にする検査）を撮りに行くとしましょう。入院の病室が6階で、CTの撮影室は2階だとしても、患者さんに歩いてもらってCTの撮影に行くと、1時間半かかってしまうこともあります。高齢の方は特に足腰も弱く、歩行のスピードが落ちるからです。でも**車イスで移動してもらえば、1時間以内に終わります。**

以上のような事情から、病院としては「本当は歩けるのだけれども、車イスで移動してもらうし、患者さんを拘束する」ということが生じます。

でも、**ただでさえ入院すると動くことが少なくなり足腰が弱くなります。それが1日・2日程度ならいいですが、1週間以上も車イスでの移動となれば足腰はかなり弱ります。**

本来でしたら、患者さんに歩いてもらって移動するほうが、運動になったり気分転換になりますから、望ましいことではあるのですが……。

このような**患者への管理によって、「転倒が少ない素晴らしい病院」というように評価されるという事態が起きます。**実際に病院内での転倒発生件数は、病院を評価する重要な指標となっているのです。

同様に、病棟でも認知症の疑いがあって、動いてベッドから落ちるリスクが少しでもある患者さんの場合は、手足を縛ったりしたほうが病院の評価が上がります。とはいっても、手足を縛るいわゆる身体拘束はさすがにやりすぎが多く、最近では身体拘束をどの程度しているかを評価しようという動きがありますが、まだまだです。つまり、「患者さんの手足を縛り、歩かせない病院のほうが、評価されてしまう」というのが今のところ現実です。

病院での転倒よりも、帰宅後に歩けなくなるほうが危険

このような背景だけでなく、最近はクレームが多いという事情もあります。医療不信があるために、患者さんも家族も不安になります。そんな時代の今、入院中に転倒して骨折したとなると大問題に発展するのです。

そこで**病院は、「この家族はうるさそうだから、クレームになりそうな原因は少しでも減らさねば」と、車イス・身体拘束に走ります。**

私も以前、普通に歩けると思われる患者さんがいても、看護師さんから「もし転倒したらどうするんですか！」「家族が心配しています」と言われ、身体拘束や車イス移動をするように勧められたことがあります。さすがに断りましたけれど、もしあの時たまたま転倒して患者さ

んが骨折したら、私が責任を問われることにはなったと思いますが。

そこで、**もしある程度歩けそうなのに車イスや身体拘束をしているようでしたら、「転んだりする危険もあるのは理解していますから、家に帰った時のことを考えて歩かせてください」と病院に伝えるのはいかがでしょうか。**すると病院側は、「この家族は、リスクも理解してくれる」と考えてくれるはずです。

本当は医者も看護師も、そんな評価機構の数字に踊らされたくないですし、患者さんを縛ったり車イスになるべく乗せたりはしたくないので、聞き入れてくれることも多いでしょう。

病院の評価よりも医者の評価に注目しよう

さらにいえば、評価機構にも問題があります。

最大の問題は、評価する機構が病院に対していろいろと書類を求めること。そして無駄な会議や作業を猛烈に増やしていることです。書類については○○に関する書類が必要、規定が必要というように役所のような対応が必要になります。マニュアルも作成が必要で、とても読みきれないほどのマニュアルが出来上がります。

でもその書類の9割は、無駄に終わっているようにも思います。書類がないと機構が評価できないためにそのようになっているとのことですが、書類がすべて本当に評価に使われているのか、本当に大切なものなのかが疑わしい評価もあるからです。

医療従事者の書類というのは非常に多いのです。医者や看護師が勤務時間の3分の1から2分の1を、事務作業に充てているともいわれています。[1]

書類を作るための委員会というのが病院にはあって、病院を評価してもらうためには無駄な委員会が多くなります。その結果、患者さんと過ごす時間が減っていて、医者は疲弊《ひへい》しています。

以上から、「○○病院はいい病院だ」と書いてあっても、すぐに真に受けないほうがいいです。患者さんを縛り付けるなどで拘束したり、書類作成が素晴らしいというのが実情ということもあるのですから。

それよりも、「○○医師はいい先生だ」のほうにこだわってください。病院の運営に問題があっても、いい先生はいい先生ですし、一生懸命治療をしてくれます。

後の項で、いい先生の見分け方はお話しします。

医者・医療業界の正体【その10】

「いい医者がいる＝いい病院」とは限らない

↓病院を評価する機関が存在し、入院患者の転倒件数まで調べている

↓病院は評価を上げたくて、転倒を防ごうとする。ただし、患者を縛り付ける、車イスに必要以上に乗せるなどして

↓診察時間の短縮のためにも、車イスは重宝されている

↓身体拘束を受けすぎた入院患者が、退院後に歩行困難になることも

↓患者の家族がクレーマーの場合は、病院はさらに身体拘束に走りがち

↓病院の評価機構は、無駄な調査が多く、無駄な作業を病院に課しすぎている

↓評価機構に提出する書類が多すぎて、病院は診療に専念できていない

■患者・患者の家族がしがちな間違い

- 「病院で転んでケガとかしたら許さないよ」と病院に言う
- クレーマーになる

■患者・患者の家族がしたい行動

・「病院の中でも転ぶ危険があるのは理解しているので、家に帰った後のことも考えて歩かせてください」と病院にお願いをする
・病院の評価よりも、医者の評価を参考にする

医者に一度は聞いてみたいこと【その11】

地域によって医者や病院のレベルって変わるのか？

「地方のほうが医療は遅れているの？」

「都会のほうが、ある一定人数の住民に対する医者の数は多いのか？」

「地方だと医者ってなかなか集まらないの？」

「二世・三世の医者って、全国のどこでも腕は悪いの？」


地方で暮らすKさんはめまいがあり、地元の耳鼻科に通っています。Kさんの地元は人口10万人、それなりの人口はいるものの都会とはいえず医者不足です。そのため耳鼻科の医者も開業医が一人と、病院へパートで来ている医者が少しいるだけです。開業医に診てもらいましたが、

「大丈夫だから心配しないで」

と薬を渡されました。薬を使ってもさっぱり症状はよくなりません。

さすがに他の医者に診てもらおうかと思うものの、「パートの医者に診てもらうのもな……」

と思います。そこで、隣町の耳鼻科の医者に診てもらうことにしました。

「これは大丈夫ですよ。このままの薬でいいですよ」

と言われ、詳しい説明もありません。

やっぱり地方だとダメなのかなと、都会に出て治療を受けることを検討しています。

自分の住む都道府県によっては、隣の県の病院も選択肢に入れるべき

自分が住んでいる地域、医療は充実しているでしょうか。都市部であると医者が多いというイメージがありますが、一定の人口当たりの医者の数となると、例えば**関東では平均以上なのは東京都だけ**です。[1]
全国的に見ると西高東低の傾向があり、関西圏のほうが医療は充実しています。医者の数を見ると、東北はすべて平均以下、北海道がかろうじて平均以下です。中部地方では石川、富山、福井という北陸は平均以上ですが、それ以外はすべて平均以下。関西では兵庫、奈良はほぼ平均。三重、滋賀だけが平均以下です。九州（宮崎以外は）・四国・中国地方と沖縄はすべて平均以上です。関西以西では、平均以下なのは三重と滋賀だけなのです。
ここで少し意外なのは、愛知は人口が比較的多いのに、平均以下であること。秋田、山形よ

図3　都道府県ごとの一定人口当たりの医者の数

白いと全国の平均以上で、グレーだと平均以下

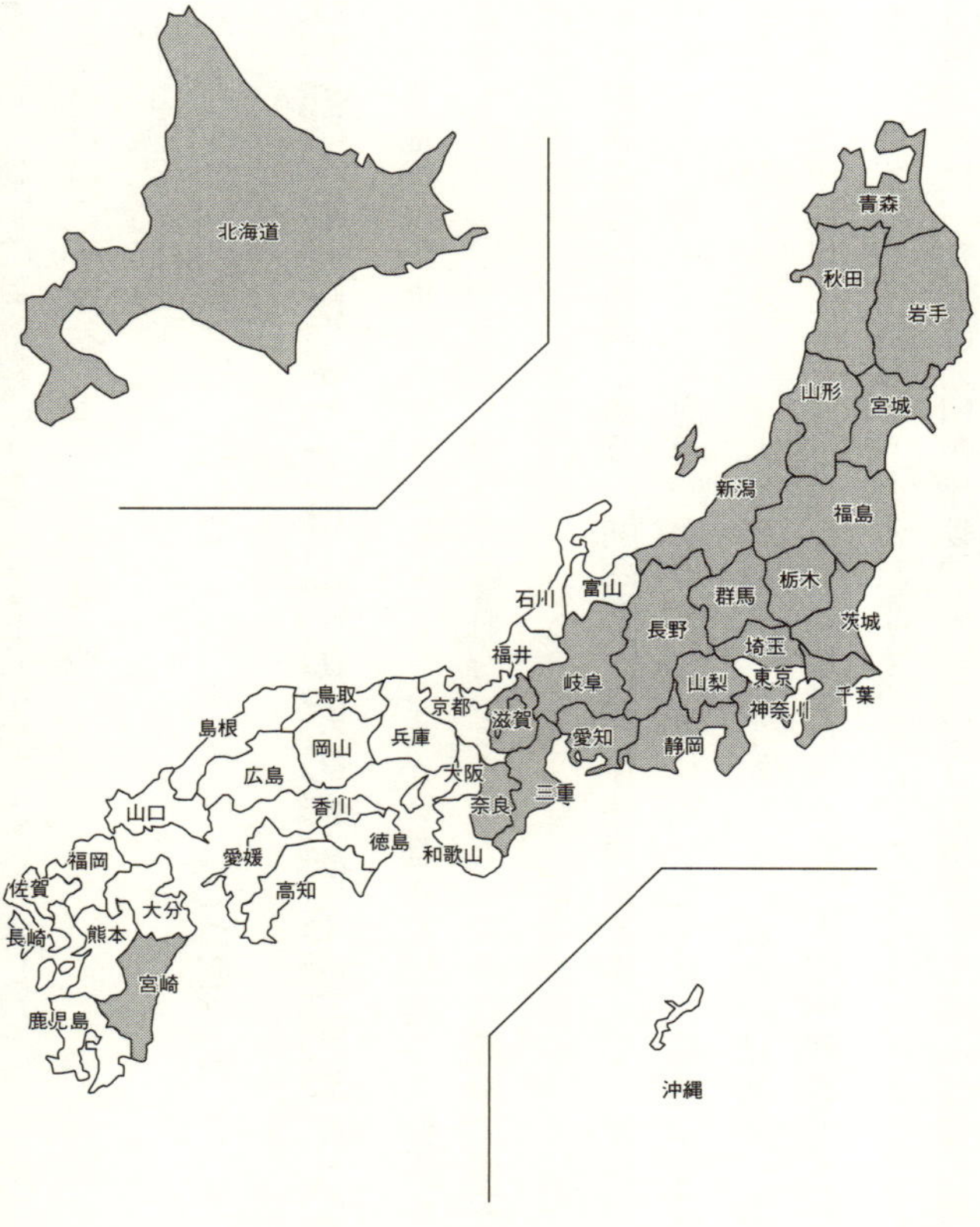

りも少ない。まず自分の都道府県（以下では「県」で統一）の医者の数が、平均以上なのか平均以下なのかを知っておくべきです。**平均以下であれば、他県にて治療を受けるというのも選択肢に入れるべき**です。

大学病院の力も、どこの地域かによって注意が必要です。大学病院の力が強い県と弱い県があります。

関東でいうと、大学病院が強い県は群馬県です。**大学病院が強い県ですと、県内どこに行っても大学病院の息がかかっています。だから他の医者に意見を聞こうと思って他の病院に行ったのに、意味がない**ということがあります。

大学病院の力が弱い県ですと埼玉県です。例えば私が勤務していた大宮では、埼玉医科大学病院など埼玉県の大学病院によって支えられている病院はわずかです。東京大学や東京女子医大、帝京大学など多くの大学病院から医者が来ています。そういう場合は、同じ県内の他の医者に意見を聞いても意味があります。

実際に、大学病院の影響が強い県で、病院にかかっていた患者さんがこう言いました。「他の病院に相談に行っても全員同じ大学を卒業した先生だから、前の先生の意見と同じことしか言わない」。

もちろん、医者同士がかばい合っているということもありますが、それ以上に「ずっと同じ釜の飯を食って教育を受けていたので、考え方が同じ」ということが多いです。私は出身大学以外の大学病院の先生にいろいろと指導を受ける機会がたまたまありました。すると同じ病気でも、治療方針が前に聞いたのと違うことが多かったのです。

「そんなことがあるなんて、とんでもない」「ガイドラインはないの?」と思うかもしれませんが、ガイドラインに載るような基本的なことはどこの病院でも変わらない一方で、ちょっとしたことが病院によって違うのです。手術一つにしても、A大学は傷口を縦に作るけど、B大学は傷口を横に作るというようにやり方が違います。ですから、**どこに行っても同じ大学病院出身の先生がいる場合は、県をまたいで他の大学医局の先生に一度意見を聞いてみたほうがいい**のです。

地方の悪い点は、医療が遅れていること。よい点は、たらい回しにされないこと

地方では残念ながら、医療が遅れていますから、他の県に意見を聞きに行ったほうがいいで

す。「地方も遅れていない」と言う医者もいますが、実際に地方に住んでみると満足な治療を受けられないことはよくあります。なぜでしょうか？　地方には情報が入ってこない、ということではありません。今の時代、ネットがありますし、論文もどこでも見られますから。

そうではなく、総合力の問題なのです。現在は治療が細分化しています。すると専門というのが各大学でまちまちなのです。例えば眼科でいうと「○○県の大学病院は緑内障が専門だ」となると、目の腫瘍、網膜剥離《もうまくはくり》などは得意ではありません。とはいっても地元の患者さんをどうにかしなければいけない。だから得意ではないけれども、誰かが治療をします。

一方で東京や大阪のような都市部だと、「自分の大学病院は緑内障が専門だから、目の腫瘍は他の大学病院にお願いしよう」ということができます。近くの大学病院まで30分で行けたりするからです。ですから、「一人一人の医者の能力が、地方では低い」のではなく、**「医者が少ないから総合力が劣る」**となるのです。

それから、**地方の場合は医者が偉そうにしているということが増えます。**医者の数が少ないために、相対的に医者が偉そうにしやすいのです。とっても腹が立ちますが、なぜかというと「態度が悪くても患者は減らない」と思っているからです。忙しすぎて、「態度が悪くて患者が減るなら、むしろ好都合」とまで考える医者もいます。

一方、都会の場合はすぐ近くに病院があるため、態度が悪くなるとすぐつぶれます。ですから「接遇が大切」という精神が根付いています（とはいっても総合病院に勤めている医者の場合は、「病院がつぶれようがどうでもいい」という考えの医者も多いので、態度が悪い人は多いです）。ですから、**大学病院のほうが総合病院より、総合病院のほうが診療所より医者は態度が悪くなりがち**です。

しかし、地方にいることで医療のいい点もあります。最大のいい点は、**たらい回しがないこと**。地方になると、たらい回す先がないからです。

医者は自分が断れば、次にどの先生に救急車が行くのかがわかります。山形で私が救急を担当した時、私が断れば「平松のやつ、断ったな」ということがすぐに他の医者に伝わります。「今は学会でいない」「単身赴任で、週末は家に帰っている」という詳しい個人情報まで知られています。

ですから、自分の病院に空きのベッドがなかろうが、忙しくて大変だろうが、寝てなかろうが、自分が診るしかないと思います。山形にいた時は3日に1回は救急当番をしていましたが、断ることはありませんでした。
一方で都会ですと、自分が診なくても誰かが診てくれます。「ベッドがいっぱいだったらもういいか」「もうすでに緊急患者が来ているから、もし受けて手いっぱいになったらよくないな」と思い、断ることへの抵抗感が小さくなります。

ですから都会は、たらい回しがあり得ます。特に宮城、茨城、栃木、埼玉、千葉、東京、三重、大阪、兵庫、奈良は要注意[2]です。特に気を付けないといけないのは、妊娠していたり、持病がずっとあったりする（例えば、精神的な病気、脳疾患、心臓疾患、透析などの腎臓系の病気）場合です。

なぜならば、新しく生じた病気を診る専門医だけでなく、元の疾患を診られる専門医も必要になるからです。だから、**大きな病院でかかりつけをつくっておく必要があります。**

例えば、もともと腎臓の状態がかなり悪く、新たに脳出血の疑いがあったとします。都会でしたら、脳出血の有無を診られる病院は多いでしょう。緊急手術が必要なら、脳神経外科の先生が対応してくれることもある。しかし腎臓が悪いとなると、「腎臓が悪いとどの薬を使えるのか難しいな。腎臓の先生は今日お休みだし。だったら腎臓の専門の先生もいる所に行っても

図4　都道府県ごとの救急患者の受け入れ状況

グレーだと平均して、受け入れまでに30分以上かかり、
搬送先の確保までに4か所以上の病院に問い合わせたことになる

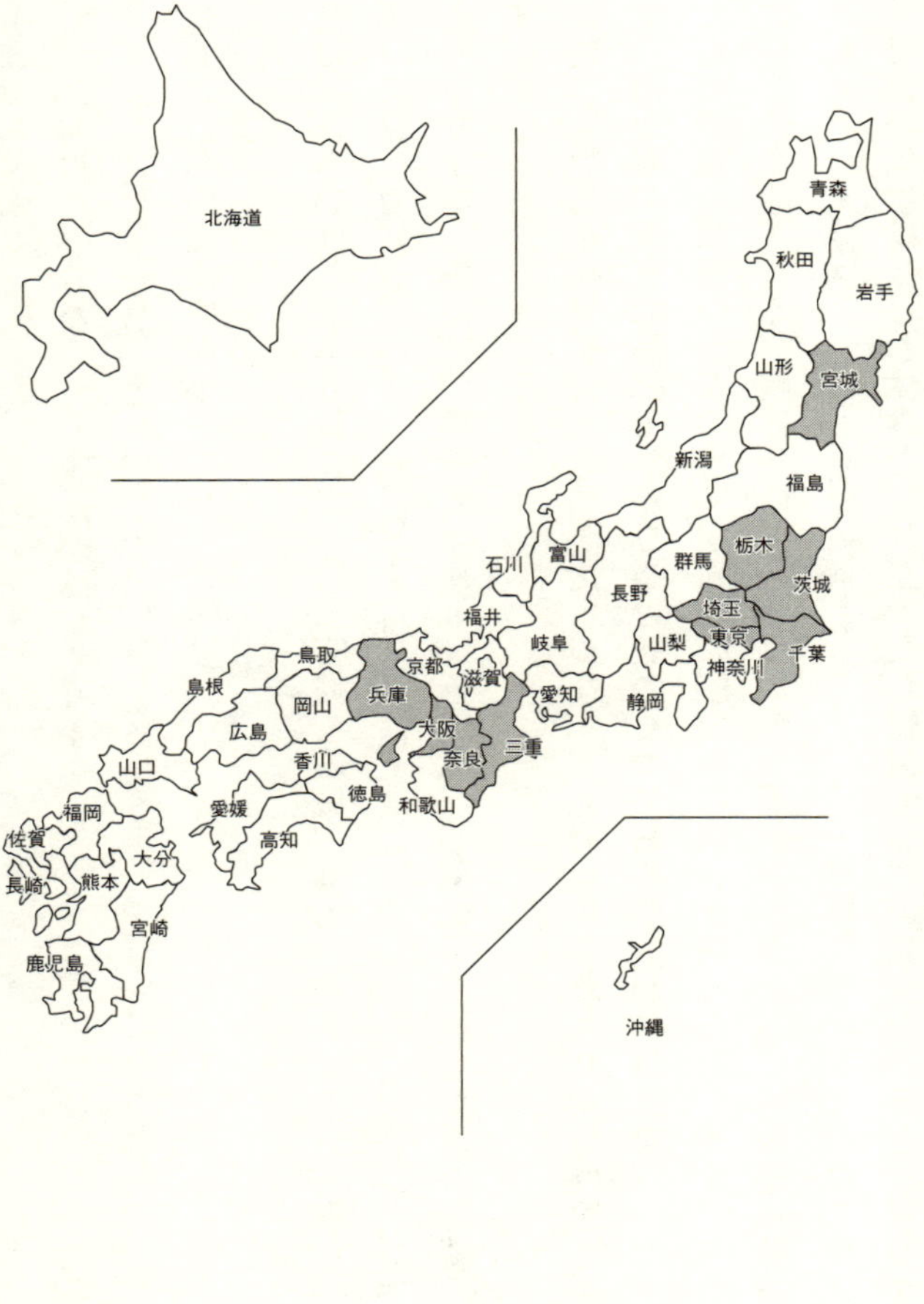

らったほうがいいかも」と思って断ることもあります。ただ、「あなたの病院にかかっているかかりつけの患者です」となると、「腎臓の先生は今日はお休みだけど、元々診ていた患者さんか。なら夜に電話して、相談しても対応してくれるかもな。じゃあ、受けようかな」となります。

それから**地方の医者は、地元に対する思いがすごく強い**です。職員もそうです。不真面目になりにくいです。例えば、さぼってパチンコやゴルフに行っていたら、地元のみんなにバレてしまいますから。本を買って勉強していたら、それもみんなに知れ渡ります。

また、患者さんはみんな近所の人なので、偉そうにしていても冷たいわけではありません。一生診ていくという気持ちが強いです。職員も都会だと、家に帰ったら患者さんは周りにいない。だから医療の現場と普段の生活が分離しています。でも患者さんが隣の家の人だったら、態度がよくなるというのがわかると思います。

ですから地方にいるのであれば、基本的に主治医をきっちりとつくると、本当にしっかりやってくれます。家族ぐるみで心配してくれますし、生活習慣も考えてくれます。しかし、専門でない病気も一生懸命に診てくれますから、県外も含めて別の医者に相談する必要があります。

年収3000万円を条件にしても、地方には医者が来てくれない理由

「医者が都会にばかり集まってしまうからいけないのだ。地方に行かせるように義務付けたほうがいい」。こういった方策を、「医師偏在対策」（「医療の均てん化」とも）と呼びます。

一方で「医療の集約化」という方策もあります。これは「医者が分散していると、効率的な医療はできない。医者を特定の所に集めたほうが効率的だし、医者の経験値も上がり治療の精度も上がる」というものです。

これら二つは、それぞれを聞くと「おっしゃる通り」と思いますが、実際は真逆の主張を持ちます。それぞれ「医者を分散させよう」「医者を集中させよう」となりますから、同時に行うことは不可能です。

厚生労働省など国側は「偏在対策」を一応言っていますが、明らかに「医療の集約化」のほうに力が入っています。効率的に医療が行えるのはもちろんのこと、「二次医療圏」という医療の範囲を指定して、そこに大きな病院を一つとすると管理がしやすいからです。

ちなみに「二次医療圏」とは、特殊な医療を除く一般的な医療サービス全般を提供する医療

圏のこと。身近な医療を提供する医療圏である「一次医療圏」と、最先端、高度な技術を提供する特殊な医療を行う医療圏である「三次医療圏」の中間的な位置付けとなります。

ただし実際は、政治的には「わが町にも医者を！」となります。「ここは患者が少ないだろうから、医者はいらないだろう」とわかっていても、近くに医者がいないというのは住民にとっては不安となるからです。

では、医者を増やせば解決するのでしょうか？　現在そういう方向で進んでおり、数の上では問題は解決します。

一方で「分散と集中」を同時に進めると、集約化された都会には、医療機器もスタッフもそろい、そこにいる医者に患者さんが集中します。実力も上がります。

地方の医者は「本当は都会に行きたいけれども行けない患者さん」だけを診ることになります。都会に比べ、患者さんの数が少ないので、医者の実力が下がるのは確実です。また、収入源となる患者さんの数が減るため、税金などを投入せざるを得なくなります。

だからこそ、**地方では医者がなかなか来てくれない。**給料を年収３０００万円にしても来てくれないという所もあります。都会では年収８００万円でも医者が集まります。**年収よりも、**

「**自分の実力が落ちないこと**」「**安定して生活できること**」**を重視するから**です。

地方の医者不足を補ったのは、かつては大学病院から地方への派遣です。実際に私が医者になった頃は、私が在籍していた大学病院から5人くらいの医者が、東北に常勤医として赴任していました。でも今では0人です。他の大学病院でも同じことが起きています。

当時は、医学部を卒業すると大学病院に入るというのが一般的だったので、多くの新人医師がまずは大学病院に所属していました。そのため「田舎に行くのは嫌だな」と思っていても、上司の命令で強制的に行かされることが多かったのです。

しかし、しばらくすると臨床研修制度というのが始まり、大学の力をどんどん落とすような政策が進んでいくと、大学病院に来る医者が減りました。一般病院に就職する医者が増えて、今では卒業生の半分が一般病院に行くようになりました。一般病院は転勤もありません。こうして、地方から医者が減るということが起きたのです。

今はそれを是正しようと、地域ごとに大学病院に入れる医者の数を指定することが始まっています。けれども「東京の大学病院の枠がいっぱいだから」という理由で「山形の大学病院に就職しよう」とはなりません。研修医に聞いてみると「東京の大学がいっぱいだから眼科になるのをやめました」という医者もいました。大学病院に就職すると現在は、一生そこに所属となるからです。以前は、都会の大学病院から地方の病院への就職は、数年単位で一時的に所属でしたから、医者が各地域にうまく循環していたのですが。

医者が地方に行きたがらない傾向にあるのは、家庭の事情もあります。かつては医者の息子・娘もそれぞれの地方で一生懸命勉強し、県立の一番偏差値の高い高校に入れば医学部に入れる可能性が高かったのです。

けれども今では、医学部の入学試験は以前よりも難しくなりました。１９９０年と比較すると２０１４年で偏差値が下がった大学は一つもなく、ほぼすべての大学の偏差値が上昇、偏差値が10以上上昇したのは19校となっています。[3]

では今は、どういう所からが医学部に入りやすいのでしょうか。47都道府県を比較して、**平均以上に入りやすい所にある学校に、親としては通わせたいもの**です。現在は地域枠といって、地方に住んでいるほうが優先して医学部に入りやすいという状況があります。であれば地方が入りやすいかというと、そうでもないのです。

北海道・東北・関東甲信越では平均以下。ただ唯一、東京都だけが平均以上、山梨がわずかに平均並みです。東海・北陸では愛知・石川がわずかに平均以上で、他は平均以下。近畿では大阪は平均並みで、滋賀は平均以下ですが、それ以外は平均以上です。中国・四国地方では山口・香川が平均以下で、それ以外は平均以上です。九州はばらつきがあり、意外にも福岡・熊本・大分は平均以下でそれ以外は平均以上、沖縄は平均以下です。[4]

平均も大切ですが医学部に入っている人数でいうと、東京からは1337人と東北全体（472人）の3倍近く。東海・北陸からは1091人、中国・四国からは967人、九州・沖縄からは1162人なので、東京からのほうが多いのです。そのため東であれば東京、西であれば近畿（大阪・京都・兵庫・奈良）に住んだほうが、子どもが医学部に入りやすいとなります。そして現在は、中高一貫の私立の学校に子どもを入れるケースが増えてきています。となると、地方にいて単身赴任のようになったり子どもと離れて暮らしたりするのならば、都会で仕事をしたほうがいいと考えるわけです。

地方勤務には、恐ろしいことがもう一つあります。それは、**首長（市町村長など）からの強い希望で地方に呼ばれた時。**「地域の住民のために」と医者を高額で何とか呼んできます。医者も「高額というのもあるし、何より地方で医療に貢献したい！」。こうして志高く地方へやって来ます。

しかし、「首長からの強い要望で」というのがネックとなります。その**首長の反対派のいじめに遭う**からです。夜中に来る必要がないのに診療を受けに来たり、逐一生活に文句を言ったりします。それで辛くなってやめてしまうのです。

地方にいる二世・三世の医者には優秀な人が多い

とはいえ、地方勤務は嫌なことばかりではありません。

私も地方で勤務したことがあります。例えば山形県米沢市。個人的には楽しかったですし、今でも10年以上、米沢に通って患者さんを診続けています。

地方の病院に行くのにはいくつかのいい点があります。第一に、**患者さんが比較的真面目**という点。特に救急受診で感じます。東京で救急医療をしていた時は「1週間前から目やにが出る。今日は夜中2時まで飲んでいたんだけど、それを思い出したから来た」とか「3か月前から目がゴロゴロする」と言って、夜中でも平気で来る人が結構多いです。一方で地方ですと「緊急でかかっていいかなって思ったんですけど、急に辛くなりまして……、本当にいきなりすいません」という感じです。

第二に、**クレームや問題も少ない**こと。ある患者さんが外来で「なんで治せないんだ、この野郎!!」と山形の病院で怒鳴っていたことがありました。病気を長期間放置していて取り返しがつかない状態になっているため、今から治療しても治らないことを説明したのですが。すると、他の患者さんに言われました。「今日○○さんが来て怒鳴ってたでしょ。あの人、いつもああいう人だから気にしないでね」とみんなわかってくれています。一方で都会だと「あの先生はヤブ医者なのか?」と勘違いされて終わりです。

地方ですと、セクハラも少ないです。セクハラでもした日には「○○町の××さんが昨日、看護師さんのおしりを触っていた」とすぐ噂になりますから。

最後に、二世の医者なんてダメだと思うかもしれませんが、地方の医者ということでいえば、いい点もあります。**地方で働こうという医者で、一番多いのは二世・三世の医者**です。自分の親が地方で開業しているから、その後を継ごうと考えます。また、**大変なことも小さい頃から、親を見て日常の当たり前のことのように受け止めてきているので、抵抗がありません。**土日や夜中でも急に呼び出されたり、プライベートがなかったり、感謝よりもクレームのほうがよっぽど浴びるなど、全部を理解しています。

でも初代の医者の場合は、どうしてもそういう現実を知らずに医者になるので、先に挙げてきた理由を強く感じて「都会でやりたい」と考えがちです。

医者・医療業界の正体【その11】

↓ある一定の人口当たりの医者の数となると、西日本のほうが恵まれる傾向にある。関東では平均以上なのは東京都だけ

↓大学病院の影響力が強い県だと、県内の多くの病院が同じ方針をとりがち。強い例は群馬、弱い例が埼玉

↓地方は医療が遅れている

↓地方では、偉そうにしている医者が多い

↓大学病院・総合病院・診療所の順に医者は態度が悪くなりがち

↓地方の長所は、たらい回しが少ないこと、医者の地元に対する思いが強いこと
↓地方では医者は集まりにくい。都会のほうが腕が落ちにくく、安定した生活になりやすいから
↓自分の子どもも医者にしたい場合は地方だと不利になることから、医者自身も地方には転勤したくない
↓首長からの強い要望で呼ばれる医者は、地元でいじめに遭う可能性がある
↓地方のほうが患者が真面目で、クレームや問題も起こしにくい
↓地方だと、二世・三世の優秀な医者が多い

■ **患者・患者の家族がしがちな間違い**

・自分の住む地域に関係なく、病院を変えれば医療方針が変わると思う

■ **患者・患者の家族がしたい行動**

・一定の人口当たりの医者の数が少ない県に住んでいる場合は、隣の県で治療を受けるのも視野に入れる

・大きな病院に通っている場合は、そこでかかりつけをつくっておく

医者に一度は聞いてみたいこと【その12】

病院にはサービスの概念が一切存在しないのか？

「入院で7泊したのに、なんで8日分の料金が請求されるの？」
「勝手に個室にされたのに、追加料金を払うのが納得できないんだけど……」
「病院食って、なんでこんなに不味《まず》いの？」
「お見舞いって、時間に指定があったりで面倒で困る」

「容態が思わしくないので、入院して治療しましょう」

そう言われて急きょ入院することに。心配だけどそれほど悪いのなら仕方がないな。仕事も休まなくちゃいけないけど、有給って何日残ってたっけ？と、いろいろと考えていると、看護師から、

「個室しか空いていないのですが、個室でよろしいでしょうか？　1日1万円になりますが」

「結構値段しますよね。他には空いてないんですか？」

「そうなんですよ。申し訳ないんですけれども」

仕方がないか。そう思いながら入院を了承した。幸い点滴をして経過はよくなり、7泊で退院。あと1週間は、自宅安静が必要らしい。職場に電話をして帰る時、精算があった。

「ということで、個室料金は8万円になります」

「あのう、私、先週月曜日から入院したので、7泊のはずなんですけど」

「はい、そうですよ。7泊8日なので8万円になります」

1泊1万円だから、7泊で7万円のはずじゃあ……。でも病院がそう言うんだったら、払うしかないか。医療費も結構かかって、辛いなあ。

入院で個室しか空いていなかった場合、追加料金は払わなくてＯＫ

病院に行くと、一般的な感覚から大きくずれていることが案外あるもの。「金額は言い値」「個室は別料金」「食事は不味い」「待つのが当たり前」「職員の態度は悪く不親切」「お見舞いは制限時間があったりで縛りが多い」と。一般社会では許されないようなこれらのサービスの悪さが、病院ではまかり通っているのです。

まずは、個室料金。「1日1万円」と書かれていたとすると、1泊するといくらでしょうか？ 旅館やホテルに泊まると、1万円になります。でも病院だと2万円になることが多いです。なぜかというと、「1泊〝2日〟」とカウントし、**〝2日分〟と計算**するから。**この計算方式となるのは、「そう決まっているから」**です。

日本人だと「仕方がないかな」と思いがちですが、海外から来た患者さんは「1日分多く請求されている！」と怒ることも珍しくありません。でも病院側は「当たり前だ」と思っているので、文句を言う患者さんを「なんで言いがかりをつけているんだ？」と見ています。

しかも、「個室しか空いてないから、個室でいいですか？」となった場合、個室料金を平気で請求してくるのも、よくよく考えますと不思議です。というのも、ホテルの部屋や飛行機の席だと、向こうの都合でグレードアップした時は、追加料金は発生しないからです。病院都合で個室になったのにお金を請求するの？と思います。

あまり知られていませんが、実は、「大部屋が満室で個室しか空いていない」というような**病院都合の個室料金は、払わなくても大丈夫**です。ですから「払いたくない」と言えば、払わずに済みます。でも病院としては「払うのが当然だ」というオーラを出して、何とか払ってもらおうとします。こうして「断ると気まずくなるなあ」「入院中、雑に扱われるかもしれ」と思って、しぶしぶ個室料金を払うハメになるわけです。

「いびきがうるさい人がいるから部屋を変えてほしい」ということも、たまにあります。**ちゃんと「いびきがうるさい人がいる」と理由を言えば、病室移動は検討してもらえます。**理由を言わずにただ「部屋を移動したい」と言う人もいますが、すると病院側は「ただの好みの問題かな？」と勘違いして、真剣に考えてくれません。とはいっても、たいていはどこの病室も満員で、移動できないことが多いのですが。

お店などに行った場合、通常でしたら、「○○円追加でかかりますが、受けられますか？」「○○円ですがご購入されますか？」とまずは聞かれます。けれども病院ですと、「３０００円の治療ですが受けますか？」「この薬は５００円しますが、お求めになりますか？」とは聞かれません。決定権はあくまで病院にあります。これもよく考えれば、不思議です。

なぜ決定権が患者側にないのかというと、結果ではなくて過程に費用が発生するから。結果はあくまで「治ること」。一方でお店では、サービスや商品や料理など、結果に対して料金が発生します。

そういった意味では治療は、電化製品や自動車の修理と似ているかもしれません。とはいえ、製品の修理でしたら直らなければ、技術料だけで終わる（交換する部品代などは発生しない）ことも多いです。でも病院ですと、**治っても治らなくても同じ料金**となりますから、やはり特殊でしょう。

しかも、そのために**「経過がよい人より、悪い人のほうが高額になる」という現象まで起きてしまいます**（入院はＤＰＣがあるが）。普通に考えると、経過がよいほうが料金が高くなってもいいのですが。例えば「薬を出したが治らなくて、最初思っていたのと違う病気だった。更なる検査が必要」となると、新しい検査の代金がかかり、薬代も発生します。

病院食は不味くならざるを得ない事情がある

病院食はよく「不味い」と言われますよね。でも**病院は、不味くても堂々としています。**

旅館やホテルで食事が不味かったら致命傷で、客は大きく減ります。仮に来たとしても「食事は外で済ます」となります。けれども病院では「外で食べる」という選択肢がありませんから、「不味いから患者さんが減る」ということが起きません。しかも、「病院食は不味いのが普通」と世間で思われていますから、病院側も改善しようとしません。

医者も病院食を食べることがあるのですが（「検食」といいます）、大学病院の時などはパンはパサパサするし、ご飯（白米）はベチャベチャしていたりして美味しくないので、他の食事を用意したくらいです。

しかし、入院中の患者さんにとっては、食事は数少ない楽しみです。点滴につながれて、ベッドから外を眺める生活で、日常を感じることもできない……。そんな中で炊き立てのご飯、具だくさんの味噌汁、香ばしい焼き立ての魚が出てくれば、気分はよくなります。でも実際は、パサパサの米、具があるのを発見するのが困難な味噌汁、ボソボソしている上に正体不明の謎の魚。こんな毎日だと、患者さんは元気がなくなります。

こうなってしまうのには、事情があります。**病院食には「保存のきく料理」「健康的な料理」「珍しい料理は不可」「低価格」という縛りがあります。**午後12時に料理が出来上がっても、その時間に検査や治療がある人もいます。そのために、保存がきく料理でないといけません。刺身など生ものや、劣化しやすい果物もほぼ使えません。塩分は控えないといけないので、薄味になります。パクチー入りなど、日本の食卓にあまり出てこない料理も作れません。

そして何より低価格にしないといけませんが、「材料費」「光熱費」に加え、病院では**「人件**

費」として調理人だけでなく管理栄養士の分の賃金も用意しないといけませんので、かなり切り詰めないといけないのです。

ごく一部に限られますが、美味しい料理を出す病院があります。そういう所はたいてい、院長が食にうるさく、食費は赤字でもいいという人です。中には、食堂のスタッフがうんざりするほど徹底していたり、採算を度外視していたりする所もあります。ですから美味しい料理にしたい時は、そういう病院を選ぶといいでしょう。追加料金で対応する所もありますから、毎日は金銭的にきつくても、たまにご馳走《ちそう》にすることもできます。

お見舞いにも縛りがあります。時間は限られていますし、受付を済ませないと入れません。面倒でしょうけれど、これには理由があります。**他の患者さんに迷惑になるというだけではなく、セキュリティーの問題があります。**夜間や早朝は病院の職員が少ないので、こういう時間には来てほしくないのです。

病院に不審者なんていないだろうとも思うかもしれませんが、以前勤務していた病院でも不審者が侵入しました。恐らく、財布などの窃盗《せっとう》が目的だろうと思われますが。２０１６年の犯罪統計によると、病院荒しの認知件数は７１９件で、旅館の３２１件より多いのです。金品以外にも薬や注射器、中には新生児連れ去りなど弱者を狙った犯罪も毎年のようにあります。

ちなみにお見舞いに行った時に注意してほしいこととしては、「患者さんは、わざわざ来てくれること自体は嬉しいけど、そんなに気を使わなくていいし、構わなくていい」ということです。お見舞いに来た人は「励まさなければ」と思って、一生懸命話したり笑わせたりしようと頑張ります。でも実際は、「頑張ってくれているから申し訳なく対応しているけれど、本当は調子が悪いし、早く寝たいんだけど」と思っている患者さんも結構多いのです。ですから、**「ちょっと物足りないな」くらいの会話で済まして、早めに切り上げるほうがいい**のです。

そしてお見舞いの時は、お花や食べ物は持って行かないのが賢明です。花瓶に入れた花や果物の盛り合わせは、お土産の定番のようなイメージがありますが、これらの持ち込みを禁止する病院もあるくらいです。感染症を引き起こすリスクがあるからです。食べ物を持って行ったら、実はそれが食べられない状態だったということもあります。

持ち込むのであれば、水やお茶がお勧めです。病室は乾燥が強く、患者さんが飲み物を買って持ち運ぶのが大変なこともあるからです。ふりかけなど、不味い病院食を少しでも美味しくするものも、いいでしょう。

とはいえやはり手堅いのは、本などの時間をつぶせるものです。入院中は本当に暇ですから。テレビやインターネットは、割とすぐに飽きてしまいます。その他ですと、特に女性の患者さんにはハンドクリームが喜ばれます。

形式ばった菓子折りや上品に活けた花を持って行きたくなる気持ちもわかりますが、入院中の患者さんにとって実用性の高い品のほうが喜ばれるのです。普段のご挨拶とは違う気遣いが大切です。

金銭的に得する制度はあるも、病院には聞かないと教えてくれない

以上のように、よくよく考えると**他業界だったら非難を浴びるようなことが平然と行われているのは、病院が自分たちをサービス業だと思っていないから**です。

産業区分は、第一次産業（農業や水産業）、第二次産業（製造業や建設業）、第三次産業（金融業やサービス業）から成っています。[1] 医療は第三次産業に区分され、サービス業に近い位置付けとなります。

でも実際は、3割は患者さんからお金をいただくにしても、7割は公的なお金が入ってきますから、病院の職員は自分たちを「公務員」に近いとイメージしていることが多いです。よっ

て、サービスに関する講習や勉強会というのは、さほど重要ではないと思っています。技術が第一で、接客に力を入れている病院は「媚《こ》びている」という印象さえ抱かれることもあるくらいです。

ですからサービスがよい職員というのはその人の裁量でたまたまやっているだけで、病院ぐるみで真剣に取り組んでいる所は稀です。

しかも病院は、役所と同じで「申請主義」。**「患者さんから特別な申し出がない限り、余計なことはしない」**ということです。

例えば、手術を2回受けることになったとしましょう。病院からは6月20日と7月3日を指定されました。でも6月中に2回受ければ、**高額療養費制度**といって国からある程度お金が戻ってくる制度が適用されます。病院には、それを聞かないと教えてくれないことがあるのです。

他にも、**身体障害者の認定、確定申告、障害者年金など、患者さんの金銭的な負担が減る制度全般に対し、何も言わなければ病院側から何も教えてくれないことも多い**のです。

ですから基本的には、「患者が自分で調べて聞いてきたら答える」というのが一般的です。

特に医者はお金に無頓着。医療費がいくらぐらいかかっているのかもろくに知りません。自分が担当した手術にいくらかかっているのかを聞かれても、即答できません。
そこで**患者側がしたいことは、一言「お金が戻ってきたりとか、何かないですか？」と聞くこと。**ケースワーカーという担当となる人がいろいろと調べてくれて、親身に対応してくれます。

病院の悪しき習慣は、病院や職員にも被害を及ぼしている

病院の悪しき習慣は、患者さんにだけでなく、病院側に被害が及んでいることもあります。

例えば、看護師へのセクハラ。**1年以内に患者さんからセクハラを受けたことがある看護師は、72・8%と7割以上**に及びます（ちなみに看護師以外の女性職員も、3～4割程が該当）。[2]

8割近い女性職員がお客様からセクハラを受けている一般企業なんて、なかなかありません。

さらに、7割の看護師が患者さんから暴力を受けています。患者さんもその家族も、そして病院経営者や上司までも「病気だから」「認知症だから」と、仕方がないと済ませようとすることもあります。「昔はもっとセクハラはひどかった」と言って、セクハラを容認する看護師長もいるくらいです。

看護師自身も、「体調が悪い患者さんだから仕方がない」と泣き寝入りしてしまっているのが現状です。患者さんに優しい気持ちを持つのはよいことではありますが……。今後、どうに

かしなければいけない問題です。

医療費を払わない患者さんもいます。 普通の企業ならその時点で取引停止にできますが、病院ではできません。そこで、医療費を払うつもりもなく平気で受診する人もいます。取り立てたところ、「病人からお金を取るのか！」と怒られた職員もいます。厚生労働省の統計[3]によると、０・７％の医療費が支払われていません。特に入院費は高額になるので、未払いは２・６％にのぼります。実際私も以前診た患者さんで、その時はお金がないという話でしたが「とにかく緊急だから治療しましょう」ということで治療した後、連絡がつかなくなった人が何人かいます。最近増えている訪日外国人では、７・２％が医療費を払っていません。

ただ、海外の病院は日本ほど甘くないかもしれません。以前カリフォルニアにある病院に見学に行った時、「お金が払えるかどうかをシビアにチェックして、しっかり取り立てるから怖い」と患者さんが言っていました。ずいぶん違うものです。

あと、病院はすごく儲かっているイメージを持っている人も多いのですが、全日本病院協会の統計によると**30％は赤字経営**です。[4]

「死期が近づくと個室へ移動」は、単なる都市伝説

こうして病院をあらためて観察すると、かなり特殊な場所かもしれません。謎めいたイメージもあるせいか、病院にまつわる裏情報のような話も聞きます。

よく言われるのは「死期が近づくと、患者は個室に移される」や「○階に移動させられると、危なくなっている」という話です。実際に死期が近づいていて、家族の希望もあって看取る時にゆっくりしたいために個室に移るというケースはもちろんあります。しかし、**部屋の移動として実際に多い理由は、看護師が駆けつけやすいように看護室の近くにする、重症部屋に移すということ**です。重症部屋というのは実在します。点滴や呼吸器などの医療器具が充実していて、集中治療ができる部屋になっています。

「お礼でお金を渡したほうがいいのでしょうか？」と気にする人もいますが、**お金を出すか出さないかは、治療には一切関係しないので、気にしないでください。それに、禁止している病院がほとんど**です。公的病院だと、間違ってもらったら懲戒解雇《ちょうかいかいこ》ということもあります。

何か渡したいのであれば、手紙がいいと思います。実際に手紙をいただけるとすごく励みに

なりますし、記憶に残ります。1万円札は誰からもらっても思い出になりませんが、手紙は宝物にもなります。自宅の棚などに、もらった手紙を大切にしまっている医者は結構います。

手紙ということで、書類で思い出したのですが、診断書のことにも触れておきます。**「診断書に何を書いてほしいか？」は、必ず医者にはっきりと指定して伝えましょう。**何も指定しないと例えば、会社としては「退院後、職場復帰までどのくらいの期間が必要なのか」が知りたいのにそれが一切書いておらず、病気についてだけ詳しく書いてあるということもあり得るからです。

医者・医療業界の正体【その12】

↓入院代は、1泊2日の場合、1日分ではなく、2日分として計算される

↓病院の都合で個室にされた場合、病院は料金を請求してくる

が、支払う義務はない

↓病気が治っても治らなくても、料金は同じ

↓順調に回復しないほうが、医療費がかかる

↓病院食は不味くならざるを得ない事情がある。「保存がきく」「健康的」「珍しくない」「低価格」を満たす必要がある

↓お見舞いで時間が決まっていて受付が必須なのは、セキュリティーの問題があるから

↓入院中の患者は、お見舞いに来た人の相手をするのに疲れていることも多い

↓高額療養費制度などの金銭的に得する制度は、病院は聞かな

いと教えてくれない

↓1年以内にセクハラを受けたことがある看護師は、全体の約7割以上

↓医療費を踏み倒す患者もいる

↓30％の病院が赤字経営

↓「死期が近づくと個室へ移動」はでたらめな情報

↓集中治療や看護師との距離を近くするために病室を移動することはある

↓病院はお礼金をもらっても、対応が変わるわけではない。むしろ受け取り禁止にしている病院がほとんど

↓医者はお礼の手紙を大切に保管している

■患者・患者の家族がしがちな間違い

- 病院の都合で決められた病室の料金を鵜呑みにして、すぐに支払う
- 病室を変えたいと、理由もなく病院にせがむ
- 入院中の患者を、励ましたり笑わせようと一生懸命になる
- お見舞いのお土産として、食べ物やお花を持って行く
- お礼に、医者などにお金を渡す

■患者・患者の家族がしたい行動

- 病院の都合で病室を個室にされても、追加料金を支払うかどうかを一度考える
- 病室を変えたい場合は、理由（例：いびきがうるさい人がいるから）を必ず添えて病院に頼む
- 病院食を美味しくしたければ、そのような病院に入院する

- お見舞いに行く際は、会話は控えめにして、長時間居据わらないようにする
- お見舞いのお土産に、水やお茶などの飲み物、本などの暇をつぶせるものを持参する。ハンドクリームもお勧め
- 金銭的に得する制度を自分で一通り調べて知っておいたり、適用できるものがないか病院に聞いてみる
- お礼をしたいのなら、お金ではなく手紙を渡す
- 診断書に何を書いてほしいのか、具体的にお願いする

第5章 入院・手術

医者に一度は聞いてみたいこと【その13】

手術が長い。退院が延期。何か悪いことがあったのか？

「麻酔が切れたら、どうするの？　怖いんだけど」

「名医はやっぱり、トラブルには遭遇しないの？」

「予定外のことが起きると、結果は悪くなるの？」

「医者に不安をぶつけたいんだけど、やっていい？」

「外科医は手術したがるの？」

「『神の手』はどうすると見つけられるの？」


Lさんは手術を受けました。手術は予定時間を1時間オーバーしたので、家族は何かあったのかと心配していましたが「特に問題ない」という説明を受けました。

そして「退院予定は明日」という日になったものの、病院からはあまり説明がありません。

「明日退院のはずなのですが、どうなっています？」

と看護師さんに聞くと、「え、明日ですか？　先生から聞いてないな。確認しますね」と言いました。その後、主治医が部屋にやって来ました。

「もうちょっと診たいから、退院を延期しましょう」

とのこと。経過が悪いのでしょうか？

「何か悪いことが起きたんですか⁉　早く家に帰りたいんですけど……」

すると主治医は「悪いっていうわけじゃないんだけど、ちょっと心配でね。そうですか。なら明日退院にしときましょうか」

そう言われてしまうと、退院を明日に無理やりしたようで、逆に「退院して大丈夫か」と不安です。

翌日になり、「先生、私は今日退院して大丈夫なんですか？」と質問すると、「あなたが退院したいって言ったんじゃないか」と怒られてしまいました。

どんな名医でも手術が長引くことは往々にしてある

手術は野球のピッチャーと似ていると思います。完璧な手術、野球でいうと１６０㎞のストレートも変化球もコントロールよく投げることだとします。すると、治る可能性がとても高く、野球ではバッターをアウトにできる確率が極めて高くなります。けれども、病気が強い（バッターがよい）と負けてしまいます。一方で、少しミスをする（ちょっと失投する）だけでは、絶対状況が悪くなる（打たれる）とも限りません。

よく聞く質問として「手術が予定より長引いているんだけど、何が起きているの？　失敗しているの？」があります。**手術が予定より長引いている時は、実際にたいていい何かが起きています。**

ただ、**その何かというのは「大して問題ない何か」「切開して体の中を見たりした際に、予想と状態が違った」「手術そのものがトラブルになっている」と様々**です。

「大して問題ない何か」とは例えば、「手術を開始したのだが、必要な機械の洗浄がまだ終わっていないから、ちょっと待っている」「手術の機械がトラブルを起こして、再起動をかけている」ということです。そんなことあるはずないと思うかもしれませんが、ちょっとした何かが起きることは意外にあります。**治療自体には大きな問題はありません。**

「予想と状態が違った」というのは大問題と思うかもしれませんが、実際に手術をしてみないとわからないことは必ずあります。「思っていたよりも血管が太かった」「デキモノが大きかった」などがあります。**予想と違うからといって、必ずしも結果が悪くなるとは限りません。**「手術がトラブルになっている」と言われると、「ミスか？」と思いたくなる気持ちもわかります。ただ、手術というのは一定確率でトラブルは起きます。**トラブルが起きたことがない名医というのはいません。**トラブルがない手術というのは、名医も一般医も結果は大きく変わりませんが、**トラブルが起きた時の対処が名医は抜群にうまい**のです。

退院の延期や麻酔が切れるなど、不安は医者に簡単にぶつけないほうがいい

同じように「退院が延びている」時も心配される方がいます。「治療がうまくいっていないのではないか？」「間違っているのではないか？」という具合にです。患者さんやご家族は、治療自体が予想よりも延びるのはいいとは思いません。

でも、**予想外のことが起きるのが人間の体**です。そんな時にある程度状況を聞いているが、心配で「なぜ早く退院できないのか？　早く退院させろ！」と詰め寄ってしまうことがあります。気持ちは、ものすごくわかります。状況の説明をされても、通常の経路と外れているという時点で絶対不安になります。

けれども詰め寄りすぎると、「この人は理解が悪い人だな」と医者に判断されてしまいます。

「この人は言っても無駄だ」と思われ説明が減ったり、「本当はまだなのだが、患者さんの希望で退院させるか」と、本当は退院すべきでない時期に無理やり退院させてしまうことがあります。

不安な気持ちはわかりますが、**「きちんと気持ちを汲み取ってくれる」という医者以外には感情をぶつけないほうがいい**です。冷静に話すほうが無難です。

「途中で麻酔が切れたらどうするの?」「お酒を飲んでいるから麻酔が効きにくい?」ということも聞かれます。確かに、お酒好きの人のほうが局所麻酔は効きにくい印象はあります。ただ、**麻酔は切れてきたら追加すればいいことなので、心配しないでください。**

ただし、全身麻酔でない時、処置や局所麻酔での手術の時は対応に気を付けてください。

「痛い、痛い」と言えば医者は対処してくれると思われがちですが、これは逆効果になってしまうことがあります。「そうですね、痛いのでしたら対処しましょうね」と言う医者もいますが、「このぐらいで痛いはずないだろう。うるさい患者だ」と思う医者も結構います。なぜかというと、「処置や治療に集中したいのに邪魔された」と思ってしまうからです。**事前に「私は痛がりなので」と伝えておくと、対処してくれやすくなります。**

外科医は手術をしたがる、は本当。でも手術件数と給料は別の話

「外科医は手術をしたがるの？」というのも、よく聞かれます。

実は**答えは、「はい。したがります」。**ただし、二つのパターンがあります。**「単に手術が好き、手術をしたいからしたがる人」と「スパッと治したほうがいいと信じているから手術をしたがる人」の二つ**です。

ガンなど治療のマニュアルがある程度決まっている場合はそれほど医者による差は大きくないのですが、あまり決まっていない病気も多いです。そんな時、手術をしたいからしたがるというのは、特に「若い医者」「手術患者さんが少ない病院」に多いです。若い医者はまだまだ実力が足らず、手術の経験を積みたいのです。専門医の取得のために必要ということもあります。一方でベテランだと、「もう十分経験を積んだ」ので技術習得のための手術が必要なわけではありません。むしろ苦労が増えると感じることもあります。

「手術患者さんが少ない病院」は、技術や病院の認定基準を満たすために手術をしたがります。「手術患者さんが多い病院」は、無理に手術をして問題を起こしたくないと考えます。

そして意外に多いのは、「スパッと治したほうがいい」といういわゆる外科医的な発想です。

例えば盲腸などで苦しんでいる患者さんがいたとします。内科の場合は、手術の危険性を恐れてなるべく薬で様子を見るほうがよいと思っています。一方で外科医の場合は、ある意味自分の腕に自信があるので、手術の危険は少ないのだからやったほうがいい、と考えがちです。

「手術をするほど儲かる」と思われていることも多いですが、**勤務医であれば基本的には手術件数は給料にあまり関係しません。**私は新しい病院に赴任して、前任者よりも手術件数が2倍以上に増えたこともありますが、給料は全く変わりませんでした。

「神の手」探しは本やネットの情報を参考程度に、主治医に相談する

「神の手を持つ医者は、どうやったら見つかるの？」ともよく聞かれますが、何より専門の人（医療従事者や医学専門書を作る人など）に話を聞くのが一番です。眼科医の私は眼科の神の手は知っていますが、心臓血管外科の神の手は誰だかさっぱりわかりません。

専門の人に直接聞けない場合は、本やインターネットで調べてみるぐらいしかないと思います。ただインターネットの情報は、私は参考程度にします。そんな不確かな情報で、自分の体を預けたくないからです。ですから私の場合は、その診療科の友人に聞いたりします。

では一般的にはどうすればいいかというと、**本やネットの情報をもとに主治医の先生に相談してみるのがベスト**です。「さすがにその人は名医じゃないよ」という時は、言ってくれます。

それから、神の手の治療を受けるにはどうすればいいでしょうか。紹介状があれば大丈夫です。

でも、すごく混んでいることもあります。そういう場合は、神の手が他の病院でも治療をしていないか調べてください。多くの病院で治療を行っていることがありますから。その中でも比較的空いている病院が見つかれば、早く治療が受けられます。

そして、そういう病院に行った時には必ず問診票に「○○先生の手術を受けたくて来ました」と書いてください。そう書かないと、神の手が診察はしても、下の人に手術をさせることがありますから。なぜそうなってしまうのかというと、「下の人を成長させて、多くの人を治したい」という希望からきています。とはいっても患者の立場からしたら、神の手にかかりたいわけです。きちんと書類に書いておけば対応してくれます。

また、「医者は、訴訟を恐れて手術をしているの？」という疑問もよく聞かれます。もちろん訴訟は嬉しくはないし、そうなったら医者自体を続けるかも正直考えてしまいます。

でも**ほとんどの医者は、訴訟のことは忘れて治療に没頭しています。**先ほども申し上げた通り、人の体にメスを入れるというのは、正直まともな神経では躊躇してしまうということがあるのだと思います。

医者・医療業界の正体【その13】

↓手術が長引いた時は、実際に何かが起きてしまっている。「大して問題がないこと」「切開して体の中を見たら、予想と状態が違っていたこと」「手術そのものにトラブルが発生していること」があり得る

↓体の様子が予想と違うといっても、結果が悪くなるとは限らない

↓どんな名医でも、トラブルは経験している
↓名医は、トラブルの遭遇率が低いのではなく、トラブルの対処法が抜群にうまい
↓不安をぶつけられると、説明をかえって減らしたり、無理やり退院させてしまうことがある
↓麻酔が切れても、追加するだけで対処できてしまう
↓麻酔が切れて「痛い！」と訴えても、無視されてしまうこともある
↓外科医は手術をしたがる、は本当。「単に手術が好き、手術の経験を積みたい」「手術のほうが早く治ると信じている」など

が理由
↓勤務医であれば、手術をいくらしたところで給料にはあまり跳ね返ってこない
↓訴訟にはそこまで恐れておらず、むしろ訴訟を忘れて治療に没頭している

■**患者・患者の家族がしがちな間違い**
・どの医者にも不安をどんどんぶつける。「手術が長すぎる！」「いつになったら退院できるの？」「麻酔が切れたらどうするの？」など
・神の手を、ネットの情報だけで探し出す

■**患者・患者の家族がしたい行動**
・不安をぶつけていいのは、患者の気持ちを汲み取るのが上手な医者だけにする

・麻酔切れが怖いのであれば、事前に「私は痛がりなので」と伝えておく
・神の手を探す際には、本やネットはあくまで参考程度にしつつ、主治医など専門の人に聞いてみる

医者に一度は聞いてみたいこと【その14】

最期を迎える際に、治療法と場所は選べるのか？

「患者が治療で辛そうにしていても、どうして医者は治療を続けるのか？」

「尊厳死はできるの？　尊厳死をする際に気を付けておくべきことは？」

「日本では安楽死はできないの？」

「緩和ケアって、何？」

「痛み止めのモルヒネって、麻薬でしょ？　依存症になったりしたら怖いけど、大丈夫なの？」


Mさんは両親が高齢で心配です。お母さんが85歳、お父さんが87歳。お母さんはリウマチになり節々が痛い様子。寝ている間も辛くて、寝ていて2時間もすると痛みで起きてしまいます。病院に行っても話をろくに聞いてくれず、治療が継続されるだけです。口グセが「痛い」「死にたい」でした。

その後、状態が悪くなり病院に運ばれました。点滴をつなぎ人工呼吸器などあらゆる処置を加えたものの、息を引き取りました。それを見ていてＭさんは「医療は何も救わない」と思いました。

そんな中、お父さんが胃ガンになりました。胃が痛く食事ものどを通りません。病院に行くと、手術を勧められました。でも、お母さんのことを見ていたので二の足を踏んでいました。

しかしその後、状況は次第に悪化しています。そこで何とか医者とうまく話して、手術ではなくて自宅での緩和医療をしてもらうことになりました。その結果、亡くなる2日前までビールを飲んで肉も食べて楽しい時間を過ごし、自宅で最期の時を迎えました。

Ｍさんは「よかった」と思ったのと同時に、次のようにも考えました。

「なんでお母さんには、こういうことができなかったんだろう……」

医者と患者では、病気を治す目的が違う

医者と患者は「病気を治したい」という願いは一緒ですが、違うことがあります。**医者は「長生き（延命）のために、病気を治したい」と思う一方で、患者さんは「いい人生を送るために、病気を治したい」**なのです。

両者は一見すると一緒のようですが、違います。医者としては、長生きできるためには修行

僧のような食事、厳しい運動をしてもいいと思っています。しかし患者さんは「楽しく生活できる範囲を超えないで、健康になりたい」と思っています。

医者としては「長生きするのが大切」であるので、**苦しみや辛さを味わうのはやむを得ない**と考えています。けれども患者さんにしてみれば「長生きしなくてもいいから、辛い思いだけは絶対にしたくない」と主張したいのです。

なぜ医者は、患者さんに寄り添ってくれないのでしょうか。それは、個別事情を鑑みるというのが現在の科学的なアプローチでは難しいということ、そして何よりも「医学上最良の結果」を求めてしまうからです。

例えばガンの手術をした場合、いかに長く生きられるかを医者は重要視します。患者さんが長生きよりも短命でも幸せに生きたいがゆえに、「私は抗ガン剤を使いたくない」「手術は受けるけど、不摂生な生活はやめるつもりはない」となると長く生きられる確率が下がるので、医者としては受け入れがたいわけです。

医者はあくまで医学の専門にすぎず、患者さんの人生の専門は患者さん自身なので、自分で人生を決めたほうがいいのです。そうしないと「医者がいいと思う治療」だけになって、1日でも長く生きられるものの辛い人生ともなりかねません。特にこれが顕著《けんちょ》なのが末期の時、最期の時です。

医者に何も言わないと、尊厳死をさせてくれない

最期を迎えそうであり、容態が急変すると、救急車を呼んで治療を受けたくなります。ただし、**単に救急車を呼んで治療を受けると、無言で「私は最大限の医療を受けたい」と言っているのと同じになります。**そのために点滴であれ、呼吸器であれ最大の治療を受けることになります。たとえ手を尽くして余命が延びたのが3日だとしても、それを実行するのが医療の仕事だからです。

ですから最期の時をどう迎えたいかというのは、とりわけ大きな病気になった場合は決めておくほうがいいです。尊厳死を希望するかどうか、尊厳死でもどのような内容にするのかを決めるということです。

とはいっても、日本では「尊厳死」や「安楽死」がごっちゃになって議論されていることがあります。ニュースでも、内容的には尊厳死のことを「安楽死」と呼ぶことがありびっくりします。

安楽死とは、医者などが薬を使って死期を早めるという行為です。**日本では原則として、安楽死は認められていません。**

一方で**尊厳死というのは、治らない病気にかかった時、本人の意思によって延命治療を積極的には行わないということ**です。

ちなみに**安楽死も尊厳死も、本人の意思なく行うのは禁止されています。また、治る病気なのに延命をしないのもダメです。**

よく患者さんが言う「最後は管につながれたくない」というのを実行するのが、尊厳死と考えるとわかりやすいです。尊厳死も、患者さんの希望なくしてできませんから、医者が勝手に判断するのはダメです。例えば、人工呼吸器で現在命を長らえている状態の人の人工呼吸器を、医者が止めるという行為はいけません。

そこで、**重い病気になったら尊厳死をするかどうかを、前もって家族とも話して決めておく必要があります。**避けたくなる話題かもしれませんが、そうしないと望まない最期を迎えることになります。文書化しておくこともでき、文書化したものを「尊厳死の宣言書」と呼びます。インターネットで見られます。

また、正式に残しておきたいのなら公正証書として「尊厳死宣言公正証書」というのを、公証人を通して作成することもできます。日本尊厳死協会では尊厳死に寛容な医師（リビングウィル受容協力医）を、ホームページ上で公開しています（https://www.songenshi-kyokai.com/）。

尊厳死と決めてしまったら何もしてくれないのでは？という不安があるかもしれませんが、そうでもありません。「点滴だけはしたい」など、具体的に細かく内容を決めておくことは可能です。

特にオーダーがなければ、痛みを取る治療は延命治療ではないので積極的に行ってくれます。また、尊厳死としていても、医療現場の判断で致し方なく延命治療を行うケースもあります。

緩和ケアは絶対にすべき。痛み止めの依存症にならないし

絶対的にしたほうがいいのは、緩和ケアです。**緩和ケアとは「その主たる病気を治療するの**

ではなく、それによって起こっている痛みなどの辛さを取り除く治療」です。

緩和ケアとなると「もう助からないんだ」「すべてを諦めないといけないんだ」というようなに悪いイメージでとらえる人がいます。けれども緩和ケアというのは、完全に末期になる前にも行うことはできるので、そうとは限らないのです。

早いうちから痛みなどの辛さを除去するのは悪いことではありません。そういうことをすると早くに亡くなってしまうのではという心配をされる方もいますが、大きく変わらないことがわかっています。[1] 実際に緩和ケアを行うことで、むしろ寿命が延びる可能性があるとさえいわれています。ある研究では早期に緩和ケアをすると、末期のガンの人が平均8、9か月程度の余命が11・6か月程度になるという結果を出しています。[2]

緩和ケアの場でも登場する「モルヒネ」という薬があります。麻薬に分類されます。痛みを取るには非常に効果的です。[3]

ただ、呼吸が悪くなるというイメージも強く、使ったら依存症になると思われていて敬遠されがちです。でも、末期の状態の人がモルヒネを使うことは至極真っ当ですし、**依存症になるような使い方は医療機関では行われないので安心してください。**

一方、「点滴をするとよくなる気がする」というイメージを持たれている気がします。モルヒネよりも抵抗はないかもしれません。私はある人から「家族が末期ガンになったが、点滴ぐらいしてあげたほうがいいのでは？」という質問を受けたことがあります。

でも点滴は、むしろ体に無駄な水分を入れることになり、苦しくなるなど辛くなるリスクもあります。「点滴だけでもしてあげてください」というのは、意外に本人にとって悩ましい選択となります。4)

医者・医療業界の正体【その14】

↓医者は「長生き（延命）のために、病気を治したい」。患者は「いい人生を送るために、病気を治したい」

↓延命のための治療だから、治療が辛くてもやむを得ないと、医者は考えている

↓患者の多くは「治療が辛いくらいなら短命でもいい」と思う

↓医者に何も言わないと、治療に全力投球をするため、尊厳死にはならない

↓痛み止めのモルヒネは、依存症になるような使い方はしない

■患者・患者の家族がしがちな間違い

・治療法は、患者や家族に毎回確認をとってから選んでくれると思い込む
・尊厳死を選ぶと、医者から完全に放置されると思う
・モルヒネを警戒して、使わせないようにする
・点滴なら安全だと思って、必要以上に要求する

■患者・患者の家族がしたい行動

・重い病気になったら尊厳死をするかどうかを、前もって家族とも話して決めておく

- 尊厳死を選んでも、することとしないことなど、細かい内容も詰めておく
- 緩和ケアをする
- 最期を迎える場所を決めておく

おわりに

この本の最大の目的は、現実を知ることで医者と患者さんの溝を埋めることです。
一方で残念ながら現実を見てしまうと、「医者の神格化」を崩すという側面もあります。

昔は情報が遮断されていたのでそれも一つの方法だったのかもしれませんが、ネット化が成熟した現代では、もうすでに情報を隠すのは難しいです。むしろ正直に情報を開示することで、お互いの疑心暗鬼を減らせるのではないかと思っています。そして本書の言っていることは「医者は人間である」ということでもあります。

真実を知って「仕方がないな」という部分と、「そこは直したほうがいい」と思う部分があると思います。ぜひ皆さんの声で、医療制度を変えていければと思います。

医者の心ない言葉に傷ついた人、医療過誤で苦しんでいる人、医者を恨みたいぐらい辛い思いをした人もたくさんいます。しかし現在、そういう人を救える制度がありません。

本当に嫌な医者もいます。不快になる医者も多いです。特に病気が重かったり、現代医学で説明がつきにくい病気だったりする場合は、ほとんどの医者が態度が悪く嫌なことも多いでしょう。

ではどうすれば、そういう経験をしてしまった人が減るのか？　残念ながら、完全な答えは見つかっていません。本書の内容では不十分と感じることもあるでしょう。また、対処法があるにしても、うまくいかないこともあります。それほど不完全なのが事実です。

でも理由を知っていただければ、少しは心が安らぐこともあるかもしれません。

一方、若い医者の場合は本書の内容をよく知っておいてほしいのです。自分が無意識にしてしまっている行動というのがあります。それが患者さんをどれほど傷付けてしまっているのかを知らないと、ついついやってしまいます。知っていれば気を付けることもできます。

「医師は聞き上手に、患者は話し上手になることに努めるべきです」。日野原先生が残されている言葉です。医者こそが事実を知って、もっと聞き上手になるべきだと思います。医学的な知識ばかりでなく、ぜひ事実を知ってほしいです。

相手を知らずにコミュニケーションをとるのは難しいものです。本書を読んでいただいている時点で、相手を知ろうとしてくださっていると思います。そのような読者さんは、いい医者を作るいい患者さんであり、ありがたく思います。

本書を作るにあたり、信頼できる人に原稿を見てもらいました。その人に迷惑がかかるといけないので名前は出しませんが、非常に感謝しています。ありがとうございました。また、この本の出版を快く認めてくれた妻にも感謝します。

本書は多くの書籍や雑誌、論文などあらゆる資料を参考にして、事実をもとに私の目を通した考え方を示しています。参考にさせていただいた著者の方々、ありがとうございます。同じ事実を見ても、異なった考え方をする方もいらっしゃるでしょう。また、「その論文よりこっちの論文のほうが、もっと説得力があってよいデータだ」という話もあるでしょう。科学とは、このようにして発展していくものです。本書が、医者と患者のあり方について議論をしていく礎になればと思います。

2019年　平松　類

参考文献

◆はじめに　1）Black N et al: Relationship between patient reported experience (PREMs) and patient reported outcomes (PROMs) in elective surgery. BMJ Qual Saf 2014;23(7):534-42.

◆医者に1度は聞いてみたいこと【その1】 1）Hooper EM et al: Patient charcteriscitcs that influence physician behavior .Medical Care 1982;20:630-638　2）Weisse CS et al: Do gender and race affect decisions about pain management?J Gen Intern Med. 2001 ;16(4):211-217.

◆【その2】 1）Alexa M et al:Physicians' Views on the Importance of Patient Preferences in Surrogate Decision Making. J Am Geriatr Soc 2010;58(3):533–538.　2）Marvel MK et al :Soliciting the patient's agenda: have we improved? JAMA 1999 J;281(3):283-287.　3）Friedman DS etal:Doctor-patient communication in glaucoma care: analysis of videotaped encounters in community-based office practice. Ophthalmology 2009 ;116(12):2277-2285　4）Schlling LM et al: The third person in the room:Frequency,role,and influence of companions during primary care medical encounters.Journal of Family Practice 2002;51:685-690

◆【その3】 1）ローゼナウ・ヘニング（天田 悠）：講演：インフォームド・コンセント ―医事法のまやかしか？ それとも現実か？―　比較法学 2018;52(2): 57-79

◆【その4】 1）舞田敏彦 PRESIDENT Online ２０１７．２．22記事より

◆【その5】 1）Fitzgelald et al: The Care of Elderly Patients with Hip Fracture. N Engl J Med 1988; 319:1392-1397

◆【その6】 1）Tongue J. R et al: Communication skills for patient-centered care: research-based, easily learned techniques for medical interviews that benefit orthopaedic surgeons and their patients. J Bone Joint Surg Am 2005;87:652–658 2）Britten N et al: Misunderstandings in prescribing decisions in general practice qualitative study.BMJ 2000;320:484-488 3）Dunning D et al: Why People Fail to Recognize Their Own Incompetence” ,Current Directions in Psychological Science,2003; 12(3): 83-87 4）Debra L Roter&Judith A Hall et al: 患者と医者のコミュニケーション 篠原出版新社

◆【その7】 1）医師及び歯科医師に対する行政処分の考え方について 厚生労働省 平成31年1月30日改正 2）日本医療機能評価機構 平成15年 アンプル型高濃度カリウム製剤の病棟および外来在庫の廃止 10%キシロカインの病棟および外来在庫の廃止 3）Edmondson AC：Learning from Mistakes Is Easier Said Than Done: Group and Organizational Influences on the Detection and Correction of Human Error The Journal of Applied Behavioral Science 1996;32(1):5-28 4）マシュー・サイド：失敗の科学 ディスカヴァー・トゥエンティワン 5）A. Russell Localio t al:Relation between Malpractice Claims and Adverse Events Due to Negligence —Results of the Harvard Medical Practice Study III .N Engl J Med 1991; 325:245-251 6）Brennnan TA et al:Relation between Negligent Adverse Events and the Outcomes of Medical-Malpractice Litigation N Engl J Med. 1996;335(26):1963-1967 7）安福謙二：なぜ、無実の医師が逮捕された

のか　方丈社　8）山　祐嗣ら：後知恵バイアスについての比較文化的研究　日本認知心理学会第5回大会：p1-045　9）畑中綾子：医療事故情報システムの機能要件—米国の不法行為改革等との連関に着目して　社会技術研究論文集　2004;2: 293-302
◆【その8】　1）坪井謙之介ら：服薬アドヒアランスに影響を及ぼす患者の意識調査　医療薬学　2012;38(8):522-533　2）福田正道ら：ラタノプロスト後発品点眼薬の角膜上皮細胞に対する安全性の検討　あたらしい眼科　2011;28(6):849-854　3）土井信幸ら：使用感を考慮したラタノプロスト点眼薬の先発医薬品と後発医薬品の比較検討　医療薬学　2016;42(9):651-658
◆【その9】　1）Ishiguro S et al: Serum aminotransferase level and the risk of hepatocellular carcinoma: a population-based cohort study in Japan. Eur J Cancer Prev. 2009;18(1):26-32
◆【その10】　1）マイケル・E・ポーター、エリザベス・オルムステッド　テイスバーグ：医療戦略の本質　日経ＢＰ
◆【その11】　1）平成28年（２０１６年）医師・歯科医師・薬剤師調査の概況　厚生労働省　2）平成28年中の救急搬送における医療機関の受入れ状況等実態調査の結果　厚生労働省　平成26年のデータを使用　3）石原賢一：医学部入試の変遷と今後の方向　日本内科学会雑誌　2015;104(12):2490-2497　4）江原朗：医学部医学科の所在地と入学者の出身地について　日医雑誌　2013;142(9):2005-2012
◆【その12】　1）平成17年国勢調査　Ⅲ変化する産業・職業構造　総務省統計局　2）天野　寛ら：暴言・暴力およびセクシャルハラスメントに関する愛知県下病院アンケート調査の分析　日本医療・病院管理学会誌

2011; 48(4):35-47　3）平成28年度病院経営管理指標調査　資料2　未収金管理について　厚生労働省　4）平成30年度病院経営定期調査　全日本病院協会　平成30年12月7日

◆【その14】　1）Maeda　I et al: Effect of continuous deep sedation on survival in patients with advanced cancer (J-Proval): a propensity score-weighted analysis of a prospective cohort study. Lancet Oncol. 2016;17(1):115-122　2）Temel JS et al:Early palliative care for patients with metastatic non-small-cell lung cancer. N Engl J Med 2010;363(8):733-742.　3）日本尊厳死協会：モルヒネは鎮痛薬の王者　あなたの痛みはとれる「尊厳ある生」のために　中日新聞社　4）日本緩和医療学会　緩和医療ガイドライン作成委員会：終末期がん患者の輸液療法に関するガイドライン（２０１３年版）　金原出版株式会社

◆その他、参考文献　ジェローム・グループマン：医者は現場でどう考えるか　石風社、Danielle Ofri：医師の感情　医学書院、Jerome Groopman et al：決められない患者たち　医学書院、李 啓充：市場原理が医療を亡ぼす　医学書院、李 啓充：アメリカ医療の光と影　医学書院、中山祐次郎：医者の本音　ＳＢクリエイティブ、中山祐次郎：がん外科医の本音　ＳＢクリエイティブ、クリスティーヌ・ボンド：なぜ、患者は薬を飲まないのか？　薬事日報社、市原真：Dr.ヤンデルの病院選び　～ヤムリエの作法～　丸善出版、野田一成：患者は知らない 医者の真実　ディスカバー・トゥエンティワン

著者略歴

平松 類（ひらまつ・るい）

医師／医学博士／昭和大学兼任講師。愛知県田原市生まれ、東京の多摩地区育ち。昭和大学医学部卒業。大学病院から町の小さな診療所まで、全国各地の病院に勤務し、病院の裏側も膨大に見てきている。のべ10万人以上の患者と接してきたことから、患者からの「医者にすごく聞いてみたい質問」に数多く答えてきた。現在、二本松眼科病院、彩の国東大宮メディカルセンター、三友堂病院で眼科医として勤務。受診を希望する人は、北海道から沖縄まで全国に及ぶ。専門知識がなくてもわかる歯切れのよい解説が好評で、メディアの出演が絶えない。NHK『あさイチ』、TBSテレビ『ジョブチューン』、フジテレビ『バイキング』、テレビ朝日『林修の今でしょ！講座』、テレビ東京『主治医が見つかる診療所』、TBSラジオ『生島ヒロシのおはよう一直線』、『読売新聞』、『日本経済新聞』、『毎日新聞』、『週刊文春』、『週刊現代』、『文藝春秋』、『女性セブン』などでコメント・出演・執筆等を行う。著書は、15万部突破の『老人の取扱説明書』『1日3分見るだけでぐんぐん目がよくなる! ガボール・アイ』（SBクリエイティブ）、『老眼のウソ』『その白内障手術、待った! 』『緑内障の最新治療』（時事通信社）など。

SB新書　486

知《し》ってはいけない

医者《いしゃ》の正体《しょうたい》

2019年8月15日　初版第1刷発行

著　者　平松《ひらまつ》 類《るい》

発行者　小川 淳

発行所　SBクリエイティブ株式会社

〒106-0032　東京都港区六本木2-4-5

電話：03-5549-1201（営業部）

装　幀　長坂勇司（nagasaka design）

本文デザイン・DTP　荒木香樹

協　力　おかのきんや

編集担当　杉浦博道

印刷・製本　大日本印刷株式会社

ISBN978-4-8156-0268-0